専門医が教える
# がんにならない食事法

消化器外科医／ヘルスコーチ
石黒成治

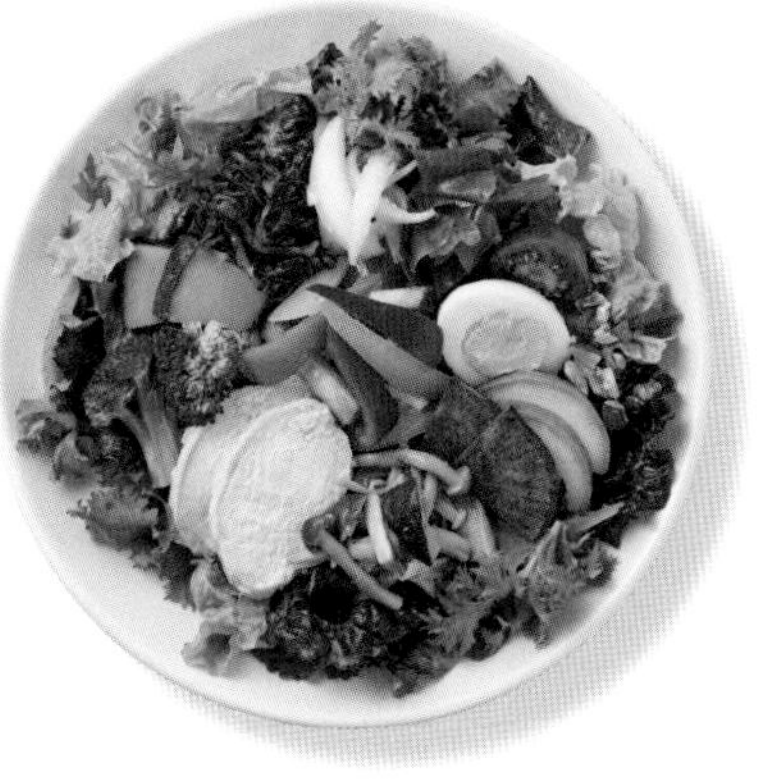

KADOKAWA

# はじめに

**がん専門医として、がんの治療を初めて経験してから25年経ちました。**当初治療の中心はあくまで外科手術。抗がん剤はなかなか効かないから、どんどん手術でがんを切除していかなければならないと教わりました。しかし多くの症例を経験するにつれて、手術だけではなんともできない。もっと他の治療も勉強しなければ、とてもがんには太刀打ちできないと考えるようになっていました。

エビデンス、臨床試験、p値、有意差、αエラー、有害事象、標準治療。**国立がんセンター中央病院（当時）で、がん専門医としてのトレーニングを開始**したとき、病院中で使われていた単語でした。どれも世界最先端の人々が使う今まで聞いたこともない用語の連続で、ここで勉強すればきっと「がんのすべて」がわかるに違いないと期待に胸を膨らませました。しかしその後、実際に見た光景はまったく違うものでした。目指していたのは、どれだけ多くの抗がん剤と呼ばれる「薬」を人間の体の中に入れられるか。そして、抗がん剤を投与される多くの患者さんを見るにつれて浮かんできたのは「疑問」でした。

**たくさん見た光景は、抗がん剤を使用しながらも決して治らないという現実でした。**
あくまでも延命が中心で、がん患者は1〜3週間に1回病院に通い続けます。抗がん剤をたくさん投与することが最もいい結果を生み出すという前提で治療が行われていたため、多くの副作用が出ました。その副作用により免疫の中心である白血球がほとんどゼロになることもしばしばでした。白血球が少なくなると感染症にかかりやすくなるため、その感染症で命を落とす人もいました。進行が激烈で、使った抗がん剤の効果がまったくなく、薬剤をどんどん替えながら終わりのない戦いを挑む人も少なくありませんでした。結局、進行しすぎたがんには手術も抗がん剤も歯がたたないというのが結論です。だったら、がんになってからあれこれ対策を立てるのではなく、がんにならないようにどう生活するかをもっと考えた方がいいのでは？　そういった思いがうっすらと浮かんできました。

今ではがんになることが、日本人の運命であるかのごとくアナウンスされています。**高齢化が進んでがんになる人が自然と増えてくるので、2人に1人はがんになることは逃**

**れられない**と言われています（日本人１００人あたり53・８人が生涯を通じてがんになると計算されている／日本癌治療学会ホームページより）。しかしこの運命論だけでは、若年女性の乳がんや子宮がんが増加している事実を説明できません。２０００年代には「がんになるのは遺伝子の異常だから、原因となる遺伝子をすべて特定すればがんを克服できるに違いない」という仮説のもとにヒトゲノムの解析が行われました。しかし結局は遺伝子の異常だけで説明がつくほどヒトの体の構造は単純ではないという事実がわかっただけでした。

**ヒトの細胞ががん化して固形がんになるには10年以上の長い年月がかかります。そのため自分の免疫細胞ががん細胞を死滅させる時間はたっぷりある**はずなんです。がんになるということは長期にわたって自分の免疫がしっかりと働かずに生活していたというサインです。免疫がうまく働かなくなる原因として重要なのは腸内環境です。腸の中には体中の免疫細胞の70％が存在していますから、腸の環境を乱すような食事、運動不足、睡眠不足、ストレスなどが長期にわたると免疫力は低下します。がんにならないようにするには免疫がうまく働くようにしてあげるだけでいいのですから、こういった生活スタイルに注意を払うだけでかなりのがん患者を減らせるはずなのです。

**腸内環境を改善するためには、腸の中に「何を入れるか」が一番重要です。**そのためには毎日どんな食事を摂ったらいいのか？　現在僕のYouTubeチャンネル（Dr Ishiguroの健康スクール）でもいろいろなメッセージを発信しています。ただその中のコメントで多いのが、具体的な食事例が見たいというものでした。**がんを予防するためにどんな食生活をするのか、そのレシピや考え方を僕のオンラインスクールの生徒さんの協力のもとお見せしたいと思います。**もちろん食事だけでがんの心配が100％なくなるわけではありません。しかし食事の改善に取り組まなければ、がんになる確率50％のロシアンルーレットを一生やり続けることになります。

「がんを予防する」効果をうたった食材、サプリメントがあふれていますが、あなたはがんにならない食材があると思っていますか？　それだけを食べていればがんにならないなどというものが本当に存在するならば、現実にがんになる人はいないはずです。実際には、がんになる確率をほんの少し下げてくれる食材が存在しているだけです。ウコン、にんにく、くるみ、ブロッコリーは確かにがんになるリスクを下げる研究結果が発表されています。しかしそれらの食材をふんだんに使った新鮮なサラダや料理を食べるときに、市販のマヨネーズを大量にかけて、同時にピザなどの冷凍食品を食べ、甘い清涼飲料水を飲んでいてはその効果は発揮されるはずがありません。**がん予防にはがんになる確率を少し下げてくれる食材を摂取することはもちろんですが、同時にがんを引き起こす可能性を上げる食材を少なくしていかなければならないのです。がん予防に「プラスとなる食材」と「マイナスとなる食材」を合計した結果がプラスになるように食事を考えていくことが重要であると考えます。**このプラス・マイナスの計算結果を意識して食事を考えてもらうために本書では、がん予防にプラスになる食材とマイナスになる食材を分けて記載してあります。健康のためにいいと思って購入している消毒されたコンビニのサラダにブドウ糖果糖液糖の入ったドレッシングをかけて食べることが実はがん予防に関しては大きなマイナスであることなどが理解できると思います。1日単位、もしくは1週間単位で考えて、トータルでがん予防にプラスにしていくにはどうしたらいいか？　今現在の自分の食事はがん予防にプラスかな？　マイナスかな？　と想像しながら読みすすめていってください。

石黒成治

＼健康に良さそうに見えて／

## がんのリスクを高めてしまう食品例

### サラダ（加工品）

…コンビニやスーパーの加工サラダは、化学薬品で漂白・消毒されているため腸内細菌にダメージを与えるリスクがあり、がん予防にマイナスです。新鮮な野菜・果物のホールフード（自然のままの状態）を調理して摂ってください。

26ページ参照

### 納豆（たれ付き）

…納豆は、日本伝統の発酵食品で、がん予防にプラスですが、付属のたれには、発がん作用のある「ブドウ糖果糖液糖」などが含まれるためマイナスです。付属のたれは使わず、添加物の入っていない本物の醤油や発酵調味料を使うなど注意してください。

32・56・122ページ参照

### 乳酸菌ヨーグルト（加糖）

…市販のヨーグルトや乳酸菌飲料は、発がん作用のある「ブドウ糖果糖液糖」「人工甘味料」が大量に含まれるため、無糖を選び、甘味を加えたい場合は甘麹などを使ってください。

32・122ページ参照

### 野菜ジュース飲料

…100％と表示されていても、市販の野菜・果物ジュースには食物繊維やビタミンが失われており、がん予防にはマイナスです。野菜・果物のジュースはホールフードから作って楽しんでください。

32ページ参照

1 章

# 「腸内環境」が「がん」の発症を防ぐ

僕たちの体には、日々多くのがん細胞が出現していますが、がん化するには10年以上の期間を必要とし、免疫力を高く維持していればがん細胞は駆逐され、がんの発症を防ぐことができます。そのためには、日々の食事で「腸内環境」を常に良い状態に保っておくことが非常に重要です。

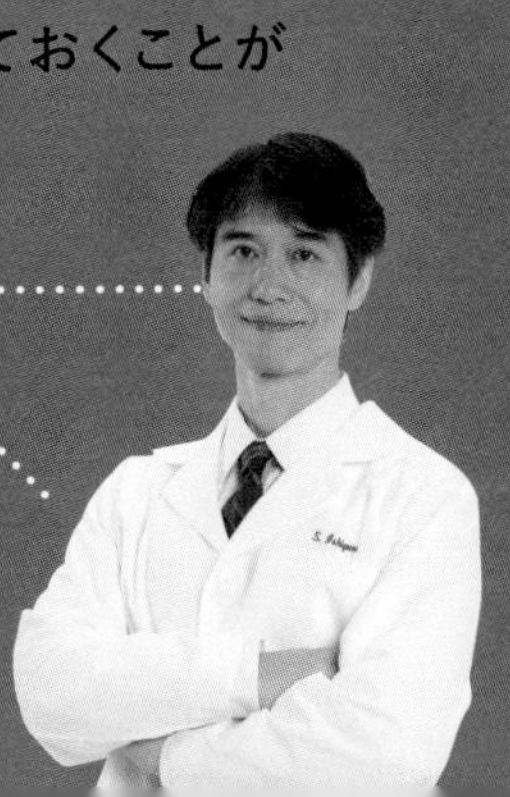

# 「腸内環境」が崩れるとがんを生み出す

僕たちの体には多数の微生物が存在しています。以前は無菌と考えられていた血液や脳や心臓などの臓器にも常在の細菌、ウイルス、真菌が生存していることがわかっています。その数は細菌だけでもヒトの細胞数（約30兆個）の10倍以上とされていましたが、最新の研究では、ヒトの細胞数とほぼ同じ数の細菌が体内に存在していると考えられています（Cell.2016）。しかしその細菌類の遺伝子の総数は、**ヒトの細胞の遺伝子の100倍存在しており、代謝機能、免疫機能などに多大な影響を与えています。**これらの微生物のほとんどは僕たちの胃腸の中に存在しており、腸内細菌叢《そう》と呼ばれています。

ヒトの進化は腸内細菌と共生することが前提で発展してきました。例えば、ヒトは食物繊維などの炭水化物を分解する酵素を持っていませんが、腸内細菌の持つ酵素の働きを使って短鎖脂肪酸《たいさしぼうさん》などの栄養を得ています（Science.2006）。同様にヒト単独では十分な免疫機能を維持できないため、腸内細菌の協力が前提で免疫力が維持されています。**腸内細菌は腸内の免疫だけでなく、全身の免疫系を適切な形で維持するためにも重要です。**食物繊維の分解や腸内環境を保つための防御機能の一部などは僕たちは自ら行わず、腸内細菌に完全に外部委託する形になっているということです。これらの有益な機能が十分発揮されるためには、特定の善玉菌との共生の状態が保たれる必要があります。このバランスが崩れて、いわゆる悪玉菌が増加すると、有害な代謝物を生み出し、免疫系が過剰に反応して炎症を起こします。この**炎症が持続的に起こる状態が、がんを生み出します**(Lancet Oncol.2018)。

過去10年の研究で、がんの患者ではこの腸内細菌叢が健康的なヒトと大きくその組成が異なることが報告されています（CA Cancer J Clin.2017）。どのような腸内細菌が腸の中に生息しているかについては、遺伝の影響は確かに存在します。もともと胃腸の強い家系があるように、がんになりやすい腸内細菌の家系というものも存在するはずです。**腸内細菌の割合は1回1回の食事による影響も受けています。**その他、抗生物質の投与、病原体の侵入などでも大きく乱れます。しかしその後通常の食生活を維持すれば、完全に元通りとまではいかなくても大部分は回復していきます。よって、**どのような食品を選ぶ習慣があるかという長期的な食生活の影響が腸内細菌の組成に最も影響を与えます**（Br J Nutr.2015）。がんになりやすい腸内細菌を遺伝的に受けついだとしても日常の食生活でその影響を少なくすることはできます。

## 腸の中に「善玉菌」をしっかりと存在させているかが重要

腸内細菌の中にはがんの発生を促進するものや、逆にがんの発生を抑制するものが存在します。腸内細菌の作るコリバクチンという毒性物質があります。この毒性物質を作る遺伝子をPKSと呼びますが、このPKSを持つ大腸菌は動物実験で実際に大腸がんを誘導しました（Science.2012）。ヒトの大腸がん患者で検討してみると、大腸がん以外の疾患の患者に比べて約3倍、PKS陽性大腸菌が大腸内に存在していました（PLoS One.2013）。**大腸がんの人は、毒を作る細菌が腸内に多く存在していることで、大腸がんを引き起こしている可能性があります。**

酪酸《らくさん》は腸内細菌が生み出す短鎖脂肪酸の一種です。短鎖脂肪酸は主に食物繊維を分解して合成されます。酪酸は腸の粘膜の栄養源となる他、腸内や全身の炎症を抑える働きがあるため、酪酸産生菌は善玉菌です。酪酸には腫瘍が発生した後でも細胞死（アポトーシス）を誘導する作用があります（Cancer Discov.2014）。**腸の中に酪酸菌がしっかりと存在す**

**れば、食物繊維を摂取することによってがんを予防する物質を作り出してくれます。**

しかしこれまでの研究では、食物繊維が大腸がんを予防する、予防しないという両方の結果が報告されています（Open Access Maced J Med Sci.2019）。その人の腸内で酪酸菌がしっかりと働いてくれなければ、いくら食物繊維を摂取してもがんは予防できないためこのような結果になってくるのだと思います。逆に酪酸菌がしっかりと存在していれば、食物繊維が豊富なゴボウ、タケノコ、青いバナナなどを食べるだけで大腸がんを予防してくれることになります。

## 腸肺相関～腸がすべての臓器をコントロールする

腸内細菌は腸の中に存在しているのだから、腸の細菌の乱れは大腸がんの発症に関連していることは想像に難くありません。しかし現在では腸内細菌は肺がんの発症にも関連していることが示されています（JAMA Oncol.2020）。どうして腸の中の細菌が、遠く離れた肺に影響を与えてがんを引き起こすのかと不思議に思うかもしれません。

**腸内細菌の変化が肺に影響を与えることは動物実験の結果からも示されています。**子どもの喘息患者では腸内にルミノコッカス グナバスという細菌が過剰増殖しています。この細菌をマウスの腸の中に投与すると、肺で喘息が誘導されました（Gastroenterology.2018）。ルミノコッカス グナバスによって腸内で活性化された免疫細胞の出す物質（サイトカイン）が血流にのって肺に到達し、肺の免疫細胞を刺激することによって喘息を引き起こしたと考えられています。マウスの腸の中を無菌状態にすると肺の中の細菌数も激減します。腸内を無菌にしたマウスに肺炎を起こさせると、炎症の程度もひどくなり高い死亡率を示します。しかし腸の中に菌を移植する処置（糞便移植）をすると、肺の中の細菌数も回復し免疫機能も劇的に回復します（Gut.2016）。このような**腸と肺の直接的な結びつきを腸肺相関（Gut-Lung Axis）と呼びます。**

２０２０年から始まった新型コロナウイルス肺炎で重症化した人の腸内細菌を調べてみると、健常者と比べて酪酸の1つ、フィーカリバクテリウム・プラウスニッツイやビフィズス菌などの免疫調節機能を持つ腸内環境の割合が少ないということも報告されています（Gut.2021）。その他にも、ぜんそくや肺結核などの肺の病気を抱えている人の腸内細菌を調べてみると、健常者の腸内細菌とは明らかに組成が異なることが示されています（Nat

Commun.2018）。腸内で善玉菌によって作られる短鎖脂肪酸は血液中に入り、肺で免疫細胞であるマクロファージを活性化します。このマクロファージは肺を炎症から守り、組織を修復します（Mucosal Immunol.2018）。このように腸内細菌と肺の免疫は切っても切れない関係にあります。

肺がん患者の腸内細菌には共通する特徴があります。それはビフィズス菌などの善玉菌が減少し、プレボテラ属などの病原性細菌群が増加します。腸内細菌はバクテロイデス属とフィルミクティス属の細菌が90％以上を占めますが、フィルミクティス／バクテロイデスの比率が低くなります（Int J Biol Sci.2019）。その結果フィルミクティス／バクテロイデス比の低下は短鎖脂肪酸の低下と関連します（Sci Rep.2019）。

**短鎖脂肪酸は、直接肺がん細胞を死滅させる効果があるだけでなく**（Mol Med Rep.2019）、**その免疫を調節する効果、全身の炎症を調整する効果があり、肺がん予防に働きます。**

腸内細菌の乱れを認めるのは、大腸がんや肺がんだけではありません。皮膚がん患者でも（BMC Microbiol.2022）、乳がん患者でも（Cureus.2021）、前立腺がん患者（Int J Urol.

2022）でも腸内細菌の乱れが認められています。現在では多くの研究により、腸内細菌が慢性的な全身性炎症を特徴とする多くの疾患（心臓病、２型糖尿病、がん、自己免疫疾患など）と密接に関連していることが示されています(Int J Environ Res Public Health.2020)。

**腸内細菌が乱れて炎症が起こると、腸の表面の細胞に隙間を作ります。この隙間から未消化の食べ物、細菌、寄生虫、毒素などが体内に流入します。この状態をリーキーガット（漏れた腸）と呼びます。**慢性的に乱れた腸内細菌は、慢性的な全身の炎症を持続させ、さまざまな臓器でがんを発生させる母地を作り続けます。

肺がんの予防には禁煙、肝臓がんや乳がん、大腸がんの予防には禁酒などをしていれば、がんの発症を防げると考えられていましたが、これまでのがん予防の対策は未完全であったことが否めません。がんの予防には腸の環境を維持することが最も重要なのです。がん予防のためには、腸内環境に毎日影響を与え続ける食事についてまず考える必要があることは理解してもらえると思います。

## 最新の研究結果によるがん予防の食事提言

がんを防ぐ食事とはどういったものか？　最新の研究結果から腸内環境ががんの発生に関連していることがわかりましたが、どのような食事ががん予防に効果があるかについてはすでに結論は出ています(J Am Coll Nutr.2014)。

**1、前立腺がんのリスクを低減するために乳製品を避けること**

**2、口腔、咽頭、喉頭、食道、結腸、直腸および乳房のがんのリスクを低減するためにアルコールを避けること**

**3、結腸および直腸のがんのリスクを低減するために赤肉*注および加工肉を避ける**

**4、結腸、直腸、乳房、前立腺、腎臓、膵臓《すいぞう》のがんのリスクを減らすために、焼肉、揚げた肉を避ける**

**5、成人後の乳がんのリスクを減らすために、思春期に大豆製品を消費する**

**6、あらゆるがんの予防のために野菜・果物の消費を重視する**

＊注：赤肉とは、牛肉・豚肉など、見た目に赤い肉のこと。鶏肉は白肉となる。加工肉とはハム、ソーセージ、ベーコンなど。

この提言はかなりの証拠があると判断される食事の指針です。それ以外のがんでも関連が疑われている研究はたくさん存在しています。例えば乳製品に関しては乳がんでもそのリスクの上昇が指摘されていますし、肝臓がんとアルコールの関係は有名です。逆に大豆製品に関しては乳がんリスクを下げるという報告や、乳がんリスクを上げるという報告もあります。そのために成人してからの大豆製品の摂取に関しては慎重であるべきということで思春期の摂取をすすめています。

この**食事提言の中で最も重視しているのが、野菜・果物を積極的に摂取すること**です。善玉菌のえさとなる食物繊維の摂取量も必然的に増加します。日本人の研究では、心臓血管疾患の予防に関しては報告されていますが、がんの予防に関しては、野菜・果物でがんを予防するという明確なデータは得られていません（J Epidemiol.2017）。しかし、米を主食とし、味噌など発酵大豆を積極的に摂取しており、和食ベースの食生活を送ってきた日本人で疫学研究を行っても、データとして明確な差を検出することが難しいだけで、野菜・果物を摂取する健康効果を否定するものではありません。現代日本では野菜・果物の摂取量がどんどん減少しています。日本人が食べる野菜の量は、かつては1人当たり年間平均

100kg以上ありました。農林水産省によると、1989年頃からどんどん減少し、2019年には87kgと過去最低になっています。野菜ほど急激ではないものの、果物の消費量も2019年に過去最低を記録しています。

野菜・果物の摂取が健康に良いこと、そして現在はその摂取が少ないということは多くの人が自覚しています。そのためにコンビニやスーパーでカットされた野菜サラダや果物が販売されています。野菜の平均摂取量は減少していますが、サラダの消費量は年々増加し続けており、購入量は1985年と比較して2019年には3倍にも上っています。これらの**サラダはカットされ滅菌された加工食品です。さらに添加物がたっぷり入ったドレッシングと一緒に食べると、体にとってプラスよりもマイナスの影響の方が大きい**かもしれません。現在では冷凍食品やお弁当などの加工した食品と比べて、新鮮な野菜・果物は値段が高い傾向にあります。実際低所得者ほど野菜・果物の摂取が少なくなり、所得による健康格差がますます拡大していっています（J Med Internet Res.2017）。しかしコンビニなどで購入するサラダは野菜の値段に比べるとかなり割高です。カットした野菜や冷凍の野菜・果物を使用するのではなく、生の野菜や果物をホールフードの状態から家庭で調理して摂取することを心がける必要があります。

## 昨今では30～40代のがん患者も珍しくなくなった

日本人のがんの増加は高齢化が原因と考えられています。免疫力は年々低下することは事実ですし、かつての日本人はがんが多発する年齢まで生存できなかったので少なかったけれども、平均寿命が延びた現在ではがんが多くなることは仕方がないことだと考えられています。国立がん研究センターのがん情報サービスのホームページにも、がんは、禁煙や食生活の見直し、運動不足の解消などによって、「なりにくくする」ことができるけれども、がんに「ならないようにする」ことはできませんと書かれているため、「年をとれば、がんになる可能性が高くなり、なるかならないかは運命だろうな」と受け取られるかもしれません。しかし本当に年齢だけが原因でしょうか？

**1990年代以降、世界の多くの地域で50歳未満の人の間でがんの発生率が上昇している**ことが研究で示されています(Nat Rev Clin Oncol.2022)。この現象は年齢ががんの主要な原因であることをはっきりと否定しています。50歳未満の成人の間で発生率が増加している14種類のがん（乳がん、大腸がん、子宮内膜がん、食道がん、膵臓がん、前立腺がん、胃がん、甲状腺がんなど）について、2000年から2012年の世界的なデータを分析しました。その結果、**動物性たんぱく質、砂糖、加工肉、加工食品などを食べる食生活、睡眠不足や夜間勤務や座りがちな生活様式、抗生物質の使用の増加などと相関**していることが指摘されています。そして14種類のがんのうち8種類は消化器のがんです。そのため腸内細菌の重要性が強調されています。

**がん細胞が発生してから、がん診断を受ける、もしくはなんらかの症状を出すほどの大きさの腫瘍になるには、一般的には10～20年の年月を要することが示されています**（J Natl Cancer Inst Monogr.2010）。すなわち50歳以下でがんが検出されるということは、そのスタートは20～30代の頃だったということです。現在若者の肥満は確実に増加しています。**肥満は体内の慢性炎症を引き起こし、確実にがんの発症を促進**します（Nat Rev Gastroenterol Hepatol.2018）。子どもの頃からファストフードやお菓子、コンビニの弁当などの加工食品や清涼飲料水を飲んでいる現状を考えると、がんはさらに若年齢化しても不思議ではありません。

僕が医師になった頃は40代の人のがんはかなり珍しいものでした。しかし最近では30代、40代の人のがん患者は珍しいことではなくなりました。もちろん検診を受ける機会が多くなれば若くして発見されることも多くなります。しかし進行したがんとして発見されることも珍しくない現状を考えると、がん予防を意識した食の改善には、子ども、若者も含むあらゆる年代の人が早期に取り組むべきです。

2章

# がん予防にマイナスの食品

## ～がんのリスクを爆上げする食品～

健康に良いと思って摂っているつもりでも、実はそうでない食品がたくさんあります。この章では、がん予防にマイナスになる、がんのリスクを高めてしまう危険な食品とは何かを述べます。

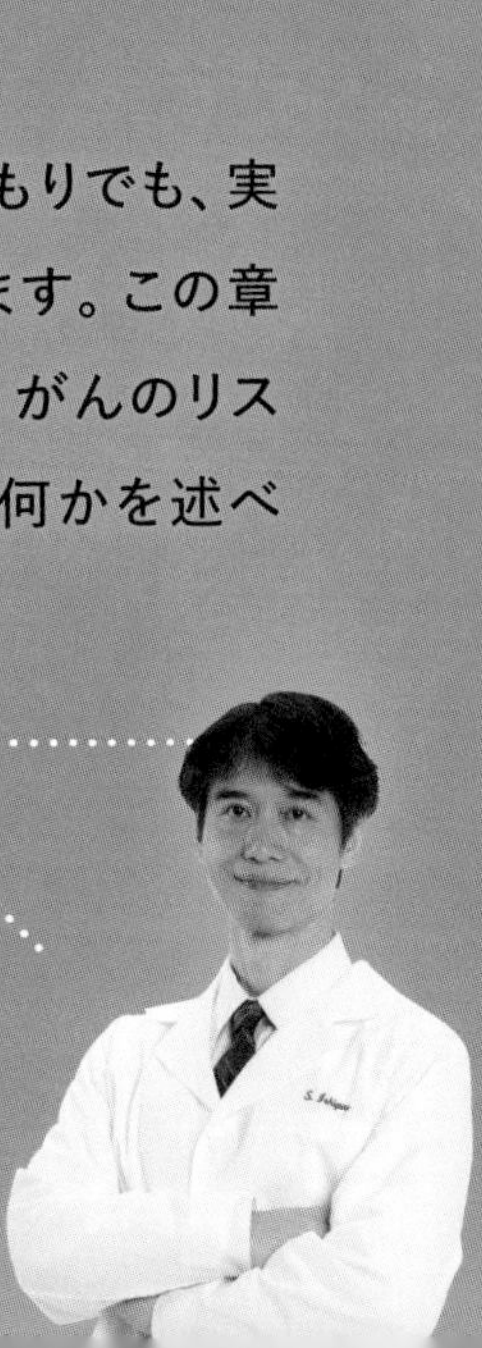

# 1 超加工食品

## 知らずに摂取し続けている超加工食品

朝食を買いにコンビニに行く。サンドイッチやおにぎり、プロテインバー、ちょっとしたおやつを購入する。昼食も昼の休憩時間が短いのでコンビニの弁当で済ましてしまう。帰宅が遅く食事を用意する時間もないので同じくコンビニの弁当や冷凍食品やレトルト食品でおなかを満たす。時間がない現代人にとって、いつでもすぐに食べられるものが売られていて、食事を準備する必要がないということは非常に便利です。しかしこういった現代型の食生活の危険を認識していない人があまりに多すぎると思います。

**植物や動物などが自然に存在している状態から、人間が食べるために工夫していく過程を加工と呼びます。**最も加工されていない状態は、畑や木に野菜や果物がなっている状態、動物が自然に生きている状態です。農家の方や猟師、漁師であればこの状態の食品を口にすることができますが、多くの人にとって最も加工されていない食品の状態とはスーパーで売られている生鮮食品、食肉、魚の状態です。果物や野菜の葉、茎、根、種や動物の筋肉、内臓、卵、生乳がそれにあたり、加工食品の分類ではグループ1（最も加工されていない）になります。

そこから少しでも人の手が加わっていくと加工度が上がります。グループ2は加工された料理用成分です。これらには大豆やごまを搾ってできる油であったり、サトウキビやトウモロコシから作った砂糖、海水などから精製した塩など、グループ1の食品または自然から直接得られる物質です。グループ3からは加工食品と呼ばれ、グループ1の食品にグループ2の塩、砂糖、その他の物質を加えることによって作られるものです。パンや魚の缶詰、シロップの入ったフルーツなどはすべて加工食品です。不思議に思われるかもしれませんが、コンビニのお茶や野菜ジュースもすべて加工食品です。同じく食品を切って消毒して梱包したコンビニのサラダ、刻んだりんごやパイナップル、ゆでたブロッコリーの冷凍食品もすべて加工食品になります。

そして**もう一段上の加工食品を超加工食品と呼びます（グループ4）**。超加工食品は製造段階から他の食品群と異なります。多くの場合高収穫量の植物性食品（トウモロコシ、小麦、大豆、サトウキビなど遺伝子組み換え食品を含む）や通常の料理では使用されることのないさまざまな糖（ブドウ糖果糖液糖、マルトデキストリン、ブドウ糖、乳糖）、加工油（水素添加またはエステル交換油）および加工たんぱく質（加水分解たんぱく質、大豆たんぱく質分離物、グルテン、カゼイン、ホエイプロテイン）が原材料の中心です。集約的な畜産からの動物の死骸の精製または粉砕等からも材料成分が作られます。これらの材料を組みたててまったく違う形状のものを作製します。もちろん自然の食品に比べて、風味やうま味が少なくなっているので、香りの成分、うま味の成分も追加します。その他、口当たりを良くしたり、保存期間を長くしたりするための添加物も加えます。最近では入れると健康にいいと

**図1　食品の加工度分類**

| | | |
|---|---|---|
| グループ① | 最も加工されていない食品 | • 果物や野菜の葉、茎、根、種<br>• 動物の筋肉、内臓<br>• 卵、生乳 |
| グループ② | 加工された料理用成分 | • 大豆やごまを搾った油<br>• サトウキビやトウモロコシから作った砂糖<br>• 海水などから精製した塩 |
| グループ③ | 加工食品 | • パン<br>• 魚の缶詰<br>• シロップの入ったフルーツ<br>• お茶飲料、野菜ジュース<br>• カット野菜、カットフルーツ<br>• 冷凍野菜 |
| グループ④ | 超加工食品 | • スナック菓子、チョコレート、アイスクリーム<br>• 惣菜パン、朝食用シリアル、冷凍ピザ<br>• ソーセージ、ハンバーガー、ホットドッグ<br>• インスタントスープ、インスタント麺 |

いうイメージを持ってもらいやすいのでビタミンも添加します。最後は洗練されたパッケージでつつんで完成です。皆さんの見ているスナック菓子、チョコレート、アイスクリーム、惣菜パン、朝食用シリアル、冷凍のピザ、ソーセージ、ハンバーガー、ホットドッグ、インスタントスープ、インスタント麺などの形になって販売されます。結果どうなるか？パッケージの食品成分を読んでもらうとわかりますが、読み切れないぐらいの多くの物質を混ぜた恐ろしい食品ができあがるのです。

## 超加工食品の摂取とがんの関連性

超加工食品の消費量は年々上昇していますが、それに伴って健康被害が増大しているという現実があります。**超加工食品の摂取は体内に炎症を引き起こし、心臓血管疾患のリスクを増大させる**ことが示されています（BMJ.2019）。これまでは心臓血管疾患の原因としてコレステロールばかりに注目してきましたが、超加工食品などの質の悪い食事は、腸内細菌のバランスを悪化させ炎症を引き起こし、心血管疾患を含む多くの慢性疾患の根本原因になりえます。そして**超加工食品はがんのリスクも高める**という研究結果が増えてきています。

アメリカにおける3つの大規模研究のデータを使用した約29万人の解析から、超加工食品を摂取するほど大腸がんのリスクが上昇することが示されました。特に男性ではがんのリスクの増大は顕著でした（BMJ.2022）。全体に女性のリスク上昇は軽度でしたが、肉類／鶏肉／魚介類など**動物性食品ベースの調理済み製品は男女ともに大腸がんのリスクを大きく増大**していました。温めるだけで食べられるハンバーグや餃子などの冷凍食品、コンビニの唐揚げ弁当などばかり食べていると大腸がんになりやすいということです。

腸の中にさまざまな添加物をさらすことになる超加工食品と発がんの関係性については、以前から大腸がん以外のがんでも疑われています。フランスの成人10万人の疫学研究から、**食事中の超加工食品の割合が10％増加するごとに、全がんリスクが12％、乳がんリスクが11％増加することが示されています**（BMJ.2018）。加工度の低い食品（缶詰の野菜、チーズ、作りたての無包装パンなど）とがんリスクとの間には関連は示されませんでした。逆に新鮮な食品または加工度の低い食品（果物、野菜、豆類、米、パスタ、卵、肉、魚、牛乳）の消費は、がん全体および乳がんのリスクを低下させました。もちろんこれらの研究結果は因果関係を実証するものではありませんが、超加工食品の摂取に伴うがんの危険性について警鐘を鳴らすには十分な研究結果です。

## 超加工食品ががんを引き起こす理由

超加工食品を多く含む食事は、通常、食物繊維、ビタミンDなどのがん予防に有益な栄養素が含まれません。パッケージされたクッキー、ビスケットやスナック菓子、清涼飲料、冷凍食品などの調理済みの食品、ソーセージ、ハムなどの加工肉などには、しばしば**高濃度の砂糖、脂肪、塩分が含まれています。栄養が低いことに加え、乳化剤や人工甘味料などの食品添加物が含まれており、これらは腸内細菌群の炎症誘発性を高めてしまうことがわかっています**（Nature.2015／Environ Health.2021）。さらに**潜在的な発がん性物質が発生している可能性**があります。硝酸ナトリウムを含む、食肉の加工中に生じるニトロソアミンや（Int J Cancer.2014）、肉の加熱処理中で生じるアクリルアミド（IARC Monogr Eval Carcinog Risks Hum.2010）などです。さらには食品の包装からビスフェノールAなどの化学物質が移行する可能性もあります（Environ Int.2019）。

問題なのはそれらの物質が入っていたとしても、僕たちの口の中では検知することができないことです。人工的な風味、食感に心地よさを感じて、知らず知らずのうちに大量に体の中に入れてしまっています。超加工食品は食品企業が綿密な戦略を持って開発されている製品です。低コストで生産できて、高収益を上げられる商品のため、各社はヒトはどのような味に至福の喜びを感じるのかを研究しています。綿密に糖分、脂肪分、塩分、うま味成分（ＭＳＧ）を配合して、いつまで食べても飽きることなく、また繰り返し食べたいと思う絶妙な味に仕上げます。口当たりや香りなどすべての五感を刺激するようにして、それを見たらまた手が伸びてしまうように計算しつくされた商品なのです。

# 2 ブドウ糖果糖液糖

## 市販の飲料や調味料に大量に含まれている

パッケージ化された商品や市販のジュースの成分を見ると、ブドウ糖果糖液糖や異性化糖という成分を見ることが非常に多くなってきました。清涼飲料水、野菜・フルーツジュース飲料、ヨーグルト、乳酸菌飲料、めんつゆ、焼肉のたれ、ドレッシングなど甘みを加えた方がおいしくなるほとんどの商品に入っています。さらに醤油・酢などの基本調味料でも一部入っているものや、キムチやもずく、納豆のたれの中にさえも入っているのです。

ブドウ糖果糖液糖はでんぷんを酵素でブドウ糖に分解し、さらにブドウ糖の一部を酵素によって果糖にかえて工業的に作られた液状の糖です。果糖（フルクトース）は文字通り果実に多く含まれている糖分です。砂糖はブドウ糖1分子と果糖1分子からできていますが、果糖は砂糖の約1・5倍の甘さがあります。含まれる果糖が50％未満のものは「ブドウ糖果糖液糖」、50％以上90％未満のものは「果糖ブドウ糖液糖」と呼び名が変わります。果糖は、温度が低いと甘く、温度が高くなるにつれて甘さがなくなる性質があるため、果物は冷やすと甘くなります。

さまざまな商品にこのブドウ糖果糖液糖が使用されている理由は価格の安さです。砂糖はサトウキビやテンサイから糖分を抽出して精製して作られるため手間と時間がかかります。それに対してブドウ糖果糖液糖はさまざまなでんぷんから工業的に合成することができます。1970年代後半からじゃがいもやさつまいもなどから大量に生産され使用されるようになりました。農林水産省のデータでは、ブドウ糖果糖液糖の使用量は昭和55年には43万トンであったのに対して、令和2年では75万トンまで増加しています。令和2年の国民の総砂糖使用量は180万トンであるため、**使用されている糖質の40％以上がブドウ糖果糖液糖**ということになります。

現在のブドウ糖果糖液糖の原材料は主にトウモロコシです。トウモロコシはサトウキビに比べ、栽培が容易で大規模農業が可能であるため低コスト化が容易です。そして日本に輸入されるトウモロコシのほとんどが、アメリカもしくはブラジル産です。現在アメリカ、ブラジルで作られるトウモロコシの90％は遺伝子組み換えトウモロコシです。遺伝子組み換え食品に関してはその安全性に関してはまだ結論がでていません。しかし日本人は、その安全性が定かではない大量の遺伝子組み換えトウモロコシを原材料とした食品を摂っていることになります。

## ブドウ糖果糖液糖が腸内環境を乱す

果物には果糖が含まれていますが、果物の成分の80～90％が水分であるため、果糖の量はイメージほど多くはありません。腸の中の果糖は吸収されると小腸ですぐに分解され、ブドウ糖や乳酸やグリセレートという物質に分解されます（Cell Metab.2018）。代謝されてブドウ糖になりますが、腸からブドウ糖を直接吸収するのに比べると、素早く使用されるために血液中に入る量は少なく、血糖値が上昇したりインスリン分泌を刺激しません。しかしその代謝量には限界があって、一定以上の果糖が腸内に流入すると小腸で分解ができず直接肝臓に果糖が到達します。肝臓で代謝される果糖は、脂肪の合成を刺激します。そのため**果糖の過剰摂取は中性脂肪の上昇**（Cell Metab.2018）、**脂肪肝**（Am J Clin Nutr.2014）**の原因になる**と考えられています。果物から吸収される低濃度の果糖と清涼飲料水などから吸収される高濃度のブドウ糖果糖液糖の果糖では肝臓への負担、脂肪の合成量がまったく異なります。

果糖は少量であれば小腸からすべて吸収されますが、吸収能力を超えて摂取した場合は大腸に到達し腸内細菌の代謝を受けます（Cell Metab.2018）。果糖が腸内に大量に入ってくることによって起こる腸内細菌の変化の1つはルミノコッカス属の低下です。ルミノコッカス属は酪酸産生菌で、理想的な腸内細菌バランスにとってルミノコッカス属が豊富に存在することが重要です（FEMS Microbiol Rev.2014）。**果糖を大量に摂取することは、ルミノコッカス属を低下させ、確実に腸内環境を悪化していく**ということになります。

果糖100gを果物の形で摂取したときと、果糖100gをブドウ糖果糖液糖の形で摂取したときのヒト腸内細菌の変化を確認した研究があります（Nutrients.2020）。果糖摂取によって、ルミノコッカス属は両群とも低下していましたが、果糖100gをブドウ果糖液糖の形で摂取した方が圧倒的に減少していました。この違いは果物には酪酸産生菌であるルミノコッカス属のえさである食物繊維が含まれているためです。果糖は食物繊維と一緒に摂取しないと、危険な糖になりうるということです。果糖は果物の形で摂取するか、処理できる範囲内で少量ずつ摂取する必要があります。このようなことがわかっていれば、ブドウ糖果糖液糖入りの清涼飲料水をがぶ飲みしたりはしなくなるでしょう。

## 果糖には発がん作用がある

**果糖は腸の粘膜のがん化にも直接影響を与える**ことがわかっています。果糖の摂取を繰り返すと、小腸の粘膜の長さが25～40％も長くなりその表面積が増大していきます。その結果、より多くの栄養を吸収できるようになります（Nature.2021）。当然この状態で高栄養食を摂取すると体重は増加し、脂肪が蓄積します。通常、腸の粘膜は一定の長さに到達すると自然死してどんどん新しい粘膜に入れ替わっていきます。粘膜の長さが長くなるということは通常の粘膜よりも長生きするようになったということであり、なかなか自然死しない状態になっているということです。

そして果糖はさらに発がん作用があることが示されています。小腸で吸収しきれなかった果糖は大腸に到達します。動物実験で、ブドウ糖果糖液糖による影響を早く観察するために、あらかじめがんを抑制する遺伝子の機能を止めたマウスを準備します。そうして大腸がんになりやすい状態にして、ブドウ糖果糖液糖を投与すると大腸にポリープが増加しました。そのポリープは通常のポリープよりも悪性度が高く、ブドウ糖果糖液糖に発がん作用があることを示しました。(Science.2019)

このがんを抑制する遺伝子の異常は家族性大腸腺腫症と呼ばれる遺伝性疾患のヒトと同じ状態です。家族性大腸腺腫症のヒトは40歳までにほぼ全例に大腸がんが生じます。これらの結果から考えるべきことは、家族性大腸腺腫症のヒトはブドウ糖果糖液糖の摂取を控えた方がいいことはもちろんですが、毒素や他の要因でリーキーガット(腸の粘膜に穴が空き、菌・ウイルス・たんぱく質などの異物が血管内に漏れだす状態にある腸のこと)が存在し、腸内が慢性炎症の状態となっているヒトがブドウ糖果糖液糖を摂取し続けることは大腸がんのリスクが上昇する危険があるということです。**大量の果糖自身もリーキーガットを誘導するため、慢性の炎症を引き起こし、大腸がんだけでなく種々のがんのリスクを増やすことにつながります**(Int J Mol Med.2019)。

# 3 人工甘味料

## アスパルテームとアセスルファムKはリスク大

砂糖とカロリー過剰は肥満の原因であると考えられているため、多くの清涼飲料水、ドレッシングなどに人工甘味料が使用されています。人工甘味料は甘みを感じる舌の味蕾《みらい》を刺激しますが、砂糖と同じ刺激を加えてもカロリーがほとんどないこと、砂糖に比べてコストが抑えられることから使用量は年々増加しています。使用される人工甘味料はアスパルテーム、アセスルファムK、スクラロースなどです。砂糖の健康被害が声高に語られる半面、人工甘味料の健康被害の研究結果はなかなか表に出てきません。

最近の研究では、人工甘味料を含んだ飲み物と死亡率の上昇との間に関連性があることが示されています（JAMA Intern Med.2019）。特に**毎日250㎖の人工甘味料入りのドリンクを飲むことと心臓血管疾患による死亡に関連を認めました**。最も一般的に使用されている人工甘味料はアスパルテームです。アスパルテームには砂糖の100～200倍の甘味があるため使用してもほとんどカロリーはありません。しかしその使用により、甘みを求めるような刺激を脳に与えることが示されています（Yale J Biol Med.2010）。そしてダイエットのために使用する人工甘味料はかえって肥満に拍車をかける結果になっているのです（Obesity (Silver Spring).2008）。多くの人工甘味料は「カロリーゼロ」と謳《うた》われており、それは腸から吸収されないため体にとって無害と考えられています。しかし実際は吸収されなくても腸内環境を悪化させるような影響を与えてしまいます。**人工甘味料の使用は腸内細菌の組成を変え、糖尿病などの代謝異常を体に引き起こしていきます**（Nature.2014）。人工甘味料は、確かに血糖値を直接上げることがないため、糖尿病患者に推奨される甘味料として現在は使用されていますが、実際は糖尿病を引き起こし、悪化させていることはなんとも皮肉です（Cell.2022）。決して「体にとって無害で無尽蔵に摂取していいもの」ではないと認識を改める必要があります。

そして人工甘味料の摂取とがんの関連も示されるようになってきました。10万人以上のフランスの疫学的研究からの結果です（PLoS Med.2022）。24時間の食事内容を詳細に調査し約8年経過を観察しました。途中でも食事内容をチェックして、運動などの生活習慣とがんの罹患との関係を調査しました。人工甘味料を摂取していた人は全体の36.9％の人で、アスパルテームを主に摂取している人が58％、アセスルファムKが29％、スクラロースが10％でした。摂取している人の多くは、すぐに使えるように卓上に人工甘味料を置き、人工甘味料入りの飲み物、ヨーグルト、チーズを摂取していました。スクラロースは摂取している人の割合が少なかったため今回の調査ではがんとの関連は検出できませんでしたが、アスパルテームとアセスルファムKに関してはしっかりとがんとの関連性が示されています。**アスパルテームとアセスルファムKの摂取は、全がん罹患のリスク、肥満関連がんのリスク、特に乳がんのリスクの上昇を認めています。**

人工甘味料の摂取と発がんに関しては長い間議論が行われてきました。動物実験ではアスパルテームが、ヒトが暴露しうるのと同程度の用量レベルでリンパ腫、白血病、肝細胞がん、肺がんが発症することが示されていたからです（Am J Ind Med.2014）。アスパルテームには炎症を引き起こし、DNAを損傷し、細胞死（アポトーシス）を阻害する働きがあり、がんの発症リスクを高めることを疑う研究が報告されています（Nutrients.2020）。同様にアセスルファムK（Drug Chem Toxicol.2008）もスクラロース（Int J Occup Environ Health.2016）

も発がんに関連する反応を引き起こす証拠があります。

毎日日本中で何百万人もの人が人工甘味料入りの食品を口にしています。もちろん単回の使用でがんになるということはないので、目くじらを立てて避ける必要はありませんが、繰り返し食べたり飲んだりしているものに人工甘味料が入っている場合は、その継続的な摂取は考え直す必要があります。ダイエットソーダ、エナジードリンクなどの砂糖が入っていない甘い飲みものにおける砂糖の安全な代替品としての人工甘味料の使用は、決して推奨されるものではありません。

## 「がん予防にマイナスの食品」まとめ

### ● 加工食品・飲料

◎スーパー・コンビニなどの弁当

◎惣菜パン、ハンバーガー、ホットドッグ、朝食用シリアル

◎冷凍食品

◎レトルト食品、インスタントスープ、インスタント麺

◎スナック菓子、チョコレート、アイスクリーム、
クッキー、ケーキ

◎加工肉（ソーセージ・ハム・ベーコンなど）

◎野菜・フルーツジュース飲料

◎ヨーグルト、乳酸菌飲料

◎市販のドレッシング、めんつゆ、
焼肉のたれなどの調味料

◎市販の漬物・キムチなど

### ● 砂糖

72ページ参照

### ● 小麦粉

72ページ参照

### ● 動物性たんぱく質

（牛肉・豚肉などの赤肉、乳製品）

19、75ページ参照

### ● サラダ油、キャノーラ油

78ページ参照

3章

# がん予防にプラスの食品

## ～がんのリスクを最小化する食品～

この章では、がん予防にプラスになる、がんのリスクを減らす食品を述べます。しかし、残念ながらこれだけを食べていれば良いというものはありません。なるべく多くの食品を摂ること、栄養成分は、サプリメントではなく、自然のホールフードから摂ることが重要です。

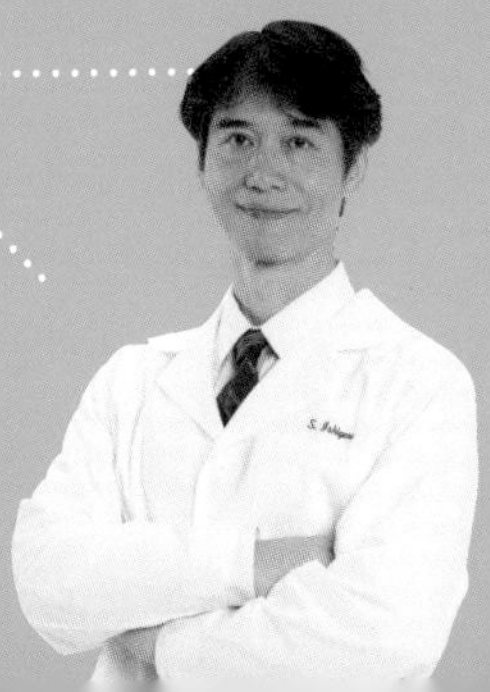

# Ⓐ食物繊維

## 善玉菌のえさとして必要なもの

がんを予防するためのプラスの効果を示す食べ物は、一言でいうなら「野菜・果物」です。野菜・果物を食べる最大の理由は、食物繊維を摂ることができるということです。食物繊維は炭水化物に分類されます。米や小麦に含まれるでんぷんはヒトが分解する酵素を持っていますので栄養とすることができます。しかしヒトには食物繊維を分解する酵素がないために、同じ炭水化物であったとしてもうまく栄養にすることができません。**腸内細菌は食物繊維を分解することができるので、腸内細菌に助けてもらって食物繊維からエネルギーを取り出すことができます。**

**善玉菌と呼ばれる、ヒトにとって有益な腸内細菌は、食物繊維が好物です。**好物の食物繊維をもらえなかった場合、腸内細菌はどうなるのか（Cell.2016）。まずえさがなくなるので善玉菌の量は減少します。そして食物繊維をエネルギー源としなくても栄養を得られる細菌が増加します。それらの細菌は何をえさにするかというと腸の表面を覆う粘液です。粘液は腸の細胞に直接食事内容や腸内細菌や毒素などが接することがないように、腸内を保護する作用があります。その粘液が少なくなるということはこの保護作用がなくなることを意味するので、病原性の高い細菌なども簡単に腸の壁を越えて体内に侵入することができるようになってしまいます。実際に食物繊維を含まないえさを与えて病原菌を投与すると、潰瘍《かいよう》を形成します。潰瘍とは腸の表面が削れてしまった状態で、リーキーガットよりも大きな腸の損傷状態です。

## 意識的に摂りたい、水溶性食物繊維

僕たちが食べ物から摂取する食物繊維には、水溶性食物繊維と不溶性食物繊維の2種類があります。不溶性食物繊維は、ごぼうやセロリなどのすじっぽい成分で、腸内細菌をもってしてもなかなか分解できません。水分を吸収してふくらみ、腸の動き（蠕動運動《ぜんどう》）を刺激して便通を促進します。水溶性食物繊維は海藻やさといもなどのネバネバした成分で、その粘着性のために腸の中をゆっくりと移動し、**糖質や脂質の吸収をゆるやかにして、食後の血糖値の急激な上昇を抑える作用**があります。そして善玉菌は不溶性食物繊維の一部もえさとしますが、より水溶性食物繊維を好みます。水溶性食物繊維から作り出される短鎖脂肪酸は、先述したように炎症を抑えがんを予防する効果の他、血糖値を調整して糖尿病を予防したり、脂質とコレステロールの健康的なレベルを維持して体脂肪のつきすぎを防いだり、体内のpH値を調整してくれる作用もあります。

厚生労働省の平成30年国民健康・栄養調査報告では、日本人の水溶性食物繊維と不溶性食物繊維の摂取比率は1：4です。野菜には不溶性食物繊維は多く含まれていますが、水溶性食物繊維の含有比率が低いためです。1日あたりの食物繊維の目標摂取量は、男性21g以上、女性18g以上となっていますが、厚生労働省のデータによれば、食物繊維の平均摂取量は、男性は平均15・2g、女性は14・8gで、男性は5・8g、女性は3・2g不足していることになります。これはパン食の増加、糖質制限などによる米の摂取量の低下、豆類の摂取の低下によるもので、この不足分を意識的に、特に水溶性食物繊維を中心に毎日の食事に追加していくようにしてください。

# 水溶性食物繊維が豊富な食材

## 1 押し麦

日本人の毎日の食事に**お米**は欠かせません。しかし白米は不溶性食物繊維をわずかに含むだけですので、**食物繊維を多く含む雑穀などと一緒に摂取する**ことがおすすめです。水溶性食物繊維の豊富な穀物は、**押し麦とオート麦（オートミール）**です。**ヒエやアワ、キビやキヌア**などにも豊富で、白米と一緒に炊飯すると無理なく食物繊維を摂取できます。玄米の方が食物繊維は豊富ですが、玄米食は明らかに合うヒトと合わないヒトがいます。玄米食を摂って調子が良くないなと思う場合は無理に続ける必要はありません。

## 2 らっきょう

水溶性食物繊維の豊富な野菜は**らっきょう**です。**にんにく・玉ねぎ**などの独特の刺激臭（香気成分）や辛味の成分であるアリシンもらっきょうには豊富に含まれます。アリシンは血液をサラサラにする作用、血糖値を安定させる作用、脂質の代謝を活性化する作用があります。**ゴボウ**や**オクラ**なども水溶性食物繊維が豊富な野菜です。

## 3 アボカド

栄養が豊富で森のバターともいわれる**アボカド**は、野菜ではなく果物に分類されます。果物は全般に水溶性食物繊維の割合が野菜に比べて高い傾向があります。その中でもアボカドは食物繊維量、特に水溶性食物繊維量が圧倒的に高い食品です。中南米原産ですが今では日本でも容易に購入することができるようになりました。**不飽和脂肪酸（オレイン酸）を多く含み、酸化しにくい良質な脂質が豊富**です。カリウムの含有量が多く、体内の余分なナトリウム（塩分）を排出してくれるため、血圧上昇を予防する効果もあります。葉酸などのビタミンＢ群も豊富です。

## 4 アーモンド

**大豆などの豆類やアーモンド、くるみなどのナッツ**は食物繊維が豊富です。日本人の食物繊維の摂取が低下した理由の１つは大豆の摂取が少なくなったことがあげられます。大豆そのものの摂取の他に、大豆を原料とした味噌の摂取（味噌汁など）の低下もあげられます。ナッツは食物繊維が豊富ですが、その中でもアーモンドは水溶性食物繊維の含有量が他のナッツに比べて高いことが特徴です。**くるみに含まれるたんぱく質とその分解ペプチドは、がん細胞を殺傷する効果**があることが示されています（Plant Foods Hum Nutr.2016）。アーモンド、くるみは強力な抗酸化効果のあるビタミンEも豊富です。

## 5　わかめ

**海藻類はアルギン酸やフコイダンなどの水溶性食物繊維が豊富**です。海藻類の食物繊維は不溶性食物繊維よりも水溶性食物繊維の比率が高いことが特徴です。**わかめ、もずく、アオサ**などを意識的に摂取するようにすれば、水溶性食物繊維の不足を補うことができます。マグネシウムは体内におけるさまざまな生化学反応（たんぱく質の合成、筋肉や神経を動かす、血糖値や血圧のコントロール）を制御する酵素が働くときに必要なミネラルです。マグネシウムが関与する酵素は600種類以上あり、体内では不足しがちなミネラルです。海藻類には**マグネシウムも豊富**に含まれており、毎日の摂取が望ましいです。

## Ⓑ植物栄養素

果物や野菜には色素成分、香り成分などの多くの化学物質を含みます。これらの化学物資には、数多くの健康上のメリットとなる成分が含まれます（**植物栄養素：ファイトケミカル**）。果物・野菜が色とりどりなのは、緑や紫や赤などの色素成分によります。この色素成分には多くの抗酸化作用があり、活性酸素やフリーラジカルによる**カラダの酸化（サビ）を防止**してくれます。

ファイトケミカルを豊富に含む食品を食事の中でどれくらい取り入れているかという指標を数値化したものをファイトケミカル指数といいます（Med Hypotheses.2004）。ファイトケミカルを豊富に含む食品の割合が高い食事をすればするほど、肥満やメタボリック症候群（Clin Nutr Res.2021）、うつ病や不安症などのメンタルの不調（Br J Nutr.2019）のリスクが低下します。そして**ファイトケミカル指数の高い食事をしている人は乳がんのリスクが低い**ことも示されています（Asian Pac J Cancer Prev.2013）。

野菜・果物の色素にはポリフェノールやカロテノイドなどが含まれており、それぞれの色に固有の健康効果があることがわかっています。

## 1 赤い食品

**トマト**に含まれるカロテノイドであるリコピン、**ビーツ**に含まれるベタレイン、**イチゴ**に含まれるアントシアニンなどの赤色の色素には炎症を抑える作用、血糖値安定、脂質代謝改善、免疫調整作用などがあります。

## 2 オレンジの食品

**にんじん**に含まれるカロテノイドであるαカロテン、βカロテンや**オレンジ**、**みかん**に含まれるカロテノイドであるβクリプトキサンチンには性ホルモンを調整する作用があります。その結果女性機能の低下を防いだり、乳がん、前立腺がんの予防効果を示します。

## 3 黄色の食品

**レモン**や**しょうが**、**パイナップル**、**ウコン（ターメリック）**などの黄色の食品はカロテノイド・ベタレイン・フラボノイドの組み合わせで作られます。レモンの黄色はレモンフラボノイドと呼ばれるエリオシトリンの色です。黄色い食品は、胃腸の運動を改善したり、消化を助ける成分が豊富に含まれています。

## 4 緑色の食品

緑色の野菜・果物は、色素成分であるクロロフィル（葉緑素）を含みます。緑色の食品は、**ほうれん草や小松菜などの葉物野菜、ブロッコリー、チンゲンサイ、芽キャベツなどのアブラナ科の野菜**です。緑色の食品は葉酸やビタミンKの豊富な供給源です。そのため血液をサラサラにする効果があり、心臓血管の健康に関与します。ほうれん草などの葉物野菜には、スルホキノボースという硫黄を含んだ糖が含まれており、酪酸を産生する善玉菌に特異的なえさとなることがわかっています（ISME J.2021）。アブラナ科の野菜に含まれるグルコシノレートには抗がん作用があることが確かめられています（Evid Based Complement Alternat Med.2022）。

## 5 紫色の食品

**なす、ブルーベリー、プルーン、ブドウ**などの紫色の食品はアントシアニンを豊富に含みます。脳由来神経栄養因子（BDNF）を調節して、学習能力、記憶能力、認知機能を改善したり、気分を良くする効果があります。ブルーベリーは炎症と細胞の劣化を抑え、脳神経細胞の学習能力を改善する効果が注目されています。8歳から10歳の子どもがブルーベリージュースを1回摂取すると、わずか2時間で学習した単語の記憶が改善したという報告もあります（Nutrition. 2015）。ブルーベリーの強力な抗酸化作用により抗がん作用もあることが示されています（Pathol Oncol Res.2018）。

もちろん野菜・果物の色素成分は1種類ではなく、1つの野菜果物にはさまざまな色素成分が含まれています。色素以外の何千もの植物栄養素が存在し、植物性食品全体で含まれる植物栄養素同士の相互作用もあるため**サプリメントなどの単一の成分のみを摂取しても、本来の健康効果は得られません。**ポリフェノールなどの成分は善玉菌のえさになります（Biochem Pharmacol.2018）。

どの成分をどれだけ摂取するということではなくて、**いろいろな野菜・果物をホールフードの形で摂取することが重要**です。そのようなアプローチの1つとして、色とりどりの食品を食べることで、果物や野菜の健康特性との関連付けがしやすくなる可能性があります。

また、さまざまな食品を確実に摂取することで、慢性疾患のリスク上昇を相殺するのに役立つ何千もの植物化学物質のサンプリング摂取も可能になります。**1日400～600g相当の果物や野菜を摂取すれば多くの一般的ながんの発生率が減少**します（J Postgrad Med.2004）。毎日実行することはそれほど難しいことではなく、**「いろいろな色を食べる」、虹を食べるように心がけることが重要**です（J Nutr Metab.2019）。

## ⓒ きのこ

**しいたけ、えのきだけ、まいたけ、なめこ**などのきのこは真菌、いわゆるカビの一種で、その菌体が集まって肉眼で見える形になったものがきのこです。きのこは栄養価が豊富で、その薬効成分により歴史的に医薬品や強壮剤として使用されてきました。きのこにはβグルカンと呼ばれる食物繊維が大量に含まれています（Evid Based Complement Alternat Med.2008）。**βグルカンはさまざまな薬効作用を持ち、免疫力を活性化してがんや感染症から体を守る能力を向上させる働きがある**ことで知られています。体内でがん細胞を発見するマクロファージやがん細胞を直接殺傷するナチュラルキラー細胞などの働きを活性化し、がん細胞の増殖を抑制するインターフェロンの分泌を促す作用があります。

特に医学的治療効果が見込まれるきのこは薬用きのこ（medical mushroom）と呼ばれ、その生物活性化合物を利用して、健康治療、特に抗がん治療のための新しい製品が開発されています（Nutr J.2010）。薬用きのことして有名なのは「ヒメマツタケ」です。「アガリクス」の名前で、がんに効くきのこのサプリメントとして大々的に販売されていました。粗悪品も非常に多かったため、肝機能障害など副作用が問題となりましたが、きのこそのものの抗がん活性は研究で確かめられています（Saudi J Biol Sci.2012）。シイタケのβグルカンから精製された「レンチナン」という注射薬、「カワラタケ」の薬効成分である多糖体K（PSK）の内服薬「クレスチン」は実際のがん治療の現場で使用されていました。「レンチナン」も「クレスチン」も抗がん剤の使用が中心となり、注目されなくなったためその製造が中止されてしまいましたが。「カワラタケ」は、アジア地域では常に「魔法の薬草」として古くから認識されているもので、保険治療での薬用きのこの薬効成分を使用できない選択をしたことは、非常にもったいないことであったと思います。

その他「不老不死のきのこ」として古くから知られる「霊芝《れいし》（マンネンタケ）」(JBUON.2016)、「幻のきのこ」として万葉集にも記載されている「まいたけ」(Oncotarget.2018) などの薬用きのこも抗がん効果があることが示されていますが、どのきのこにも含まれているβグルカンにも抗がん効果があることは事実です。単純にしいたけでもえのきだけでもしめじでも、きのこを摂取すればがんを抑制する効果は期待できます。きのこにはその他に抗アレルギー効果、抗菌抗ウイルス効果、抗うつ、抗高脂血症、抗糖尿病、血圧低下作用などの幅広い薬理活性が確認されています（Int J Mol Sci.2021）。きのこ類は野菜よりも食物繊維の含有量が高く、毎日できるだけ多めに摂取を心がけたいものです。

## D 発酵食品

腸内環境の改善のために「腸活」という言葉が知られるようになりました。一般にはその「腸活」の中心となっているのが発酵食品を摂取することです。**発酵食品は人にとって良い働きをする多くの菌（善玉菌：プロバイオティクス）と、そしてその菌が作り出す腸内環境を整える物質を含む食べ物や飲み物**です。発酵食品は善玉菌が作り出す抗菌性代謝産物により、病原性微生物（悪玉菌）による汚染のリスクを低減することから、主に食品の保存のための方法としてさまざまな国で伝統的に作られてきました。チョコレートの原料のカカオやオリーブなどは発酵させることで苦みを取り除き（苦み成分であるフェノール化合物のために）そのままでは食べられない食品を食べられるようにしてきました。発酵の過程によって生物活性分子、ビタミン、その他の成分の存在が作り出され栄養価が上がります。世界に残る発酵食品は人類の英知の集合です。

発酵食品の腸活効果として、含まれる善玉菌の作用があげられます。含まれる善玉菌は通常は胃酸で大部分が死滅するために実際に腸に到達する菌はわずかです。しかしわずかであっても腸の中で働いて短鎖脂肪酸を増やしたり、悪玉菌と競合して排出し、腸に働きかけて抗菌物質を産生させ腸内環境の維持に努めます（Trends Microbiol.2015）。問題は善玉菌であればどの菌でも良いわけではないということです。乳酸菌は糖質を発酵させて乳酸を作る菌群を指します。乳酸は腸内を弱酸性の環境に保ってくれるため乳酸菌は善玉菌と考えられています。また乳酸菌の作る多糖類は、中性脂肪・コレステロール低下作用、ナチュラルキラー細胞の活性化による免疫賦活作用、抗菌作用を示します。しかし乳酸菌がすべての人にとって同じように善玉菌となるわけではありません。

**乳酸菌は大きく分けて、動物乳酸菌と植物乳酸菌に分けられます。**動物乳酸菌は、動物の腸管内や口腔内に存在する乳酸菌で、ヨーグルト、チーズ、乳酸菌飲料に含まれます。植物乳酸菌は野菜・果物などに自然に付着している乳酸菌で、キムチ、漬物、味噌などの発酵食品に含まれます。動物乳酸菌と植物乳酸菌では作り出す乳酸の種類も異なりますし（乳酸の構造の違い）、乳酸菌の作る多糖類の種類も異なり、腸の中での振る舞いはまったく異なるものになります。

それでは僕たち日本人にとって必要な乳酸菌はどちらでしょうか？　腸内細菌の働きは単独の菌だけでなく、その多様性、それらの相互作用のもとに生態系が作られています。例えば、プレボテラ　コプリという細菌は食物繊維を分解して短鎖脂肪酸を作り出す善玉菌としての働きを示しますが、動物性脂質を摂取するような食事環境が続くと、立ち居振る舞いを変えてしまいます(Science.2011)。プレボテラ　コプリの割合が増加するにつれて、関節リウマチ(Ann Rheum Dis.2019)や糖尿病（Nature.2016）を引き起こします。特定の菌のみが増加している食品は、腸内に入るとその生態系を微妙に変化させてしまいます。

**その菌がその人にとって好ましいものであるかどうかは、実際に腸内に入ってみない**

**とわかりません。**ある人にとっては好ましい菌であったとしても、その他の人にとっては好ましくない菌となる可能性もあるわけです。ヨーグルト、チーズ、乳酸菌飲料などの動物由来の乳酸菌の健康効果はあくまでも欧米のデータに基づくものです。ヨーグルト、チーズ、乳酸菌飲料などを摂取し始めたのは戦後になってからですので、遺伝子や世代間を引き継ぐ基本的な腸内細菌はそれほど変化しているはずがありません。日本人は伝統的に動物由来の乳酸菌を摂取してこなかった民族ですので、ヤクルト菌（ラクトバチルス・カゼイ・シロタ株）などは日本人でデータをとっていますが、1つの動物由来の乳酸菌だけを多く摂ることが本当に僕たちに健康効果があるかどうかを証明できないので、慎重になる必要があると考えます。

**日本人が安心して摂取できる発酵食品は植物乳酸菌の作る麹、味噌、醤油、納豆、ぬか漬けなどです。**これらの日本の伝統食品については毎日積極的に摂取すべきなので、その質には十分に注意する必要があります。**商品ラベルをよく見てアルコール（酒精）や着色料（カラメル）・保存料などの添加物が入っていないかをしっかり確認して、入っていない本物を摂取する**ようにしてください。

## 1 麹（こうじ）

**日本の発酵食品を作る代表的な菌が、コウジカビ（アスペルギルス オリゼ）です。**このコウジカビは、ほぼ日本固有のもので世界の他の地域には存在しません（Front Microbiol.2021）。コウジカビに似た菌として、アスペルギルス フラバス（A.フラバス）と呼ばれる青色のカビがあります。このカビはアジアに多く、アフラトキシンという有害物質を生成し、肝障害やがんの原因となるため人にとっては有毒なカビです。コウジカビとA.フラバスは似ていて見分けがつきにくいのですが、毒素を出さない菌を日本人だけが偶然発見し、増殖させ育ててコウジカビを作りました。コウジカビは強いカビではないために、その増殖は難しく、発酵には細心の注意が必要です。コウジカビを作ることができたため、酒、味噌、醤油など日本独特の発酵食品を日本人は手に入れることができました。

麹は米から作った米麹、麦から作った麦麹、豆から作った豆麹などがあります。一般に使用されるのは米から作った米麹です。**麹で作る発酵食品には、発酵によって作られた酵素と、栄養素がたくさん含まれています。**麹にはでんぷんを分解するアミラーゼ、たんぱく質を分解するプロテアーゼ、脂肪を分解するリパーゼが含まれており、食べた食事の体内での消化・吸収を容易にしてくれます(Foods.2020)。発酵の過程で、必須アミノ酸やビタミンB群など多くの有効成分を作り出し、腸内での乳酸菌などの善玉菌の繁殖を助けるため、麹の摂取は腸内環境を改善する助けとなります。

麹そのものを食べることはできませんが、麹から作った食品というかたちで麹を摂取します。塩麹、醤油麹、さらに玉ねぎを加えたり、にんにくを加えたりして自作で用意すれば、添加物フリーでうま味たっぷりの安全なオリジナルの調味料となります。

## 2 味噌

コウジキンを用いて大豆、米、麦を発酵させて塩と混ぜて製造される味噌は、日本の発酵食品の代表です。近年味噌の健康効果は認知されるようになり、味噌汁は世界中でブームになっています。**味噌の中には乳酸菌やバチルス種なども存在し、強い抗菌活性を持つバクテリオシンを産生して他の有害な細菌の増殖を抑制**します。

発酵した大豆に含まれる高濃度のイソフラボンには**乳がんのリスクを下げる効果**が期待されています。大豆イソフラボンは女性ホルモン、エストロゲンと構造的に類似しており、エストロゲン受容体に結合することにより、乳がんリスクの上昇に影響を与えると考えられています（Endocrinology.1998）。しかし逆に、大豆イソフラボンはがん細胞増殖を停止させたり、がん細胞死を誘導することも実証されています（Clin Cancer Res.2002）。大豆イソフラボンは乳酸菌によって活性化するため、豆乳や豆腐などの非発酵製品と比較して発酵大豆製品（味噌および納豆）に活性化したイソフラボンが多く含まれています（Food Chem Toxicol.1996）。加工度の高い大豆製品はイソフラボンの含有量が低いため、ホールフードから作られた大豆製品を摂取する必要があります。大豆イソフラボンは弱いエストロゲンであり、過剰な摂取は体内のホルモンバランスの異常を来す可能性があることは心に留めておく必要があります。

疫学的研究により**味噌には大腸がん、乳がん、肺がん、胃がんなどを抑制する効果がある**ことが報告されています（J Toxicol Pathol.2013）。しかしこのような効果が期待できるのは「本物の味噌」に限られます。味噌は、大豆、米（麦、大豆）、塩、麹を原料に、時間をかけて自然に発酵させたものです。このような天然醸造の味噌は1年かけて完成されます。しかし市販の味噌の多くは、早く発酵させるためにアルコール（酒精）や酵母エキスなどを添加し、約3ヶ月で作ります。このように強制的に発酵させる速醸法の味噌は、風味を整えるためにアミノ酸、砂糖、カラメル色素、保存量、香料などを添加する必要があります。発酵の過程でさまざまな生理活性物質、ビタミン、酵素などが味噌の中に増加していくため自然発酵の味噌を摂取してください。

実際に、**時間をかけて発酵した味噌にのみ抗がん効果がある**ことを示した動物実験結果があります（Oncol Rep.2002）。薬剤によってラットに大腸がんの前がん病変を誘導します。5週間さまざまな味噌を食事に混ぜながら発がん物質を投与した結果、通常の食事と比べて短期間発酵させた味噌、120日間発酵させた味噌では前がん病変の数は変わりませんでしたが、180日発酵させた味噌では約20％病変が少なくなっていました。しかし発酵期間が長ければ長いほどいいというわけではなさそうです。3～4日発酵味噌と180日発酵味噌と2年発酵味噌で比較すると、**最も発がんを抑制したのは180日発酵味噌**でした（Oncol Rep.2005）。味噌は長期保存するとニトロソアミンという発がん物質が増加する懸念があるため、天然醸造で完成した味噌を新鮮なうちに使用する必要があるかもしれません。

**日本の疫学研究では、乳がんを予防する効果があるのは味噌汁を飲んでいる人**であって、他の大豆食品（大豆、豆腐、油揚げ、納豆など）では効果は認められませんでした（J Natl Cancer Inst.2003）。味噌は日本人の健康にとって特別な発酵食品であり、手間とお金を惜しまず本物の味噌を摂取してください。

## 3 ぬか漬け

ぬか漬けは、きゅうり、かぶ、白菜、なす、大根などを食塩を添加した米ぬかにつけ込んで作る発酵漬物です。米ぬかの中では乳酸菌や酵母が増殖し、発酵の過程で乳酸やアルコールが作られ独特の風味を持ちます。米ぬかに含まれるビタミン、ミネラルとともに、発酵する微生物もビタミンを合成するため、ぬか漬けは栄養価が高くなります。特にぬか漬けに一番含まれている**乳酸菌であるラクチプランチバチルス プランタルムはビタミンB12と葉酸を大量に作り出します**(Biosci Biotechnol Biochem.2012)。

この菌は植物乳酸菌のプロバイオティクスの代表です(Microorganisms.2022)。腸の粘膜の生検材料から検出されることから、経口投与した場合ヒトの腸粘膜に定着することができることが証明されています（Nutrients.2015）。そして、人に対しての病原性がなく、胃酸や胆汁酸に対しても耐性があり腸内細菌叢に直接影響を与えることができる菌種です（Front Pharmacol.2017）。腸管粘膜の表面を保護するムチンの合成を誘導し、病原体やウイルスの侵入を阻みます（Gut.2003）。また、抗原提示細胞（がんや感染したウイルスの存在をリンパ球に知らせる細胞）を活性化する能力を持つため、**がんに対する免疫力を強化すると考えられています。**（Clin Exp Immunol.2013）。さらに、**リーキーガットを改善し腸内環境を整えるなどの効果**も報告されています（Eur J Gastroenterol Hepatol.2013）。

ぬか漬けは毎日ぬか床をかき混ぜることが必要で、手間がかかりますが、乳酸菌の抗がん効果を享受する上で手作りのぬか漬けは欠かせません。

## 「がん予防にプラスの食品」まとめ

### ●野菜・果物

◎赤い食品（トマト、ビーツ、イチゴ、クコの実）

◎オレンジの食品（かぼちゃ、オレンジ、みかん、にんじん）

◎黄色の食品（レモン、しょうが、パイナップル、ターメリック）

◎緑色の食品（ニラ、ほうれん草、小松菜、ケール、
ブロッコリー、チンゲンサイ、芽キャベツ、アボカド、バジル）

◎紫色の食品
（なす、ブルーベリー、紫キャベツ、プルーン、ブドウ、小豆）

◎きのこ類（しいたけ、えのきだけ、まいたけ、なめこ）

◎ネギ科アリウム属（玉ねぎ・ねぎ・にんにく・らっきょう）

---

### ●海藻（わかめ・アオサ・もずく）

---

### ●ナッツ類（アーモンド、くるみ）

---

### ●発酵食品（麹、味噌、醤油、納豆、酒粕、ぬか漬け）

---

### ●植物性たんぱく質（米・納豆・ブロッコリー）

---

### ●オイル類（オリーブオイル、ココナッツオイル、グラスフェッドバター、ギー）

78ページ参照

# 4章

# がんを防ぐ食事法

では実際に、どのように食品を組み合わせて摂る食事法が最も良いのでしょうか？ 長寿者が多数住むエリアの食生活や、疫学調査から最も長寿とわかった1975年代の日本食をヒントに、がんを防ぐ食事のポイントをお伝えします。

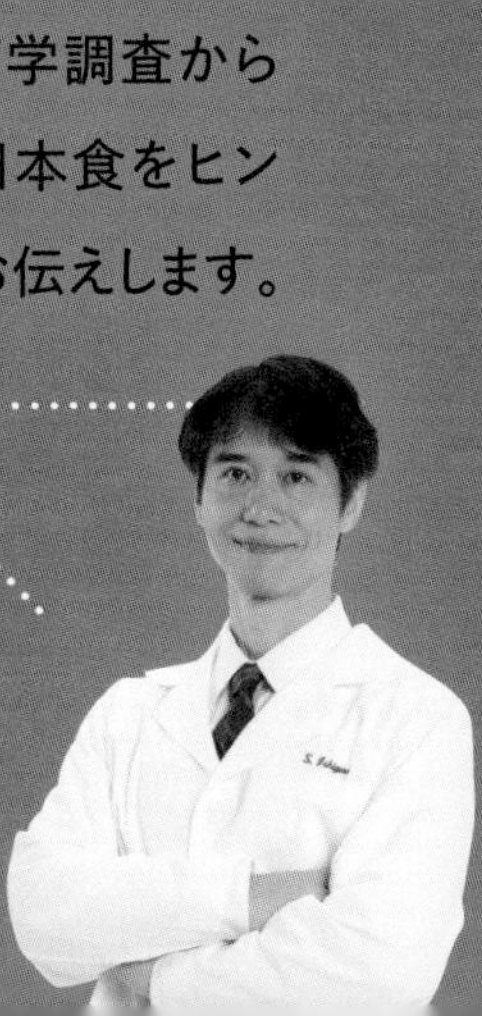

## 長寿者が暮らす「ブルーゾーン」の食生活

普段食べている食事が、将来がんになるかどうかの重要な部分を握っています。ではどのような食事を心がけたらいいのでしょうか？　健康的な食事として参考にしたいのは、世界中の長寿者が住む地域で食べられている食事です。90代の人はもちろん、**100歳を超える人々が多数暮らしている地域を「ブルーゾーン」と呼びます。**ベルギーの人口学者ミシェル・プーランとイタリア人医師ジャンニ・ペスが、長寿者が多いイタリア・サルデーニャ島に、青色マーカーで印をつけたことに由来します。ブルーゾーンは世界に5地域あり、日本の沖縄がその1つです。

ブルーゾーンで行われている食事には共通点があり、**野菜中心の食事、お酒を飲みすぎないこと**です。ブルーゾーンのイタリア・サルデーニャ島、ギリシャのイカリア島などの伝統的な食生活は**地中海食と呼ばれ、新鮮な野菜、豆類、ナッツ、オリーブオイル、適量の魚、ワインなど、世界で最も健康的な食事**と評価されています。沖縄の高齢者の食事の特徴は、戦後貧しい時期を過ごしていたため、主食はほとんどがさつまいも（紅いも）です。竹の子、大根、ゴーヤなどの野菜で、穀物は米が少なくキビが中心でした。魚、肉などの動物性のたんぱく質はもちろん、大豆などの植物性たんぱく質もわずかで、たんぱく質摂取量は多くありません。そのため脂質はほとんど摂取せず、食事のほとんどが炭水化物（糖質と食物繊維）でした。現代においてこのような沖縄の長寿食を始めることは現実的ではないと思いますので、現代人にとってのベストマッチな食生活を考えていく必要があります。そのために参考としたいのは、日本の各年代で食べられている食事内容が生存にどのような影響を与えるのかということを調査した研究です。

## 「1975年の日本食」

各年代で日本で食べられていた食事、1960年、1975年、1990年、2005年での平均的な食事の組成を再現してマウスに投与してどれくらい生存するかを検討しました（Nutrition. 2016）。1960年は断然お米の摂取量が多く、魚介類が主なたんぱく源で塩分も一番多い食事。お米の量に対して、おかずの量が少なく、お米と味噌汁と漬物という組み合わせが典型です。1975年は食の多様化が進み、卵焼きやサンドイッチ、揚げ物なども少し食卓にのぼり始めますが、基本は一汁三菜（主食の米、汁物、主菜、副菜×2）で、たんぱく源は魚が中心です。1990年の食事はカロリーが高くなり、ラーメン、牛丼など単品料理が増えはじめ、朝ごはんにパンが多くなります。２００５年は現代のファストフード、コンビニ食のような食生活で、お米の摂取量は少なく、動物性のたんぱく質、脂質をたくさん摂取する食事です。研究はマウスを使用して行われ、結果は１９７５年の食事のマウスが最も認知能力が高く、長生きしました。逆に最も老化が進行し短命に終わったのは２００５年の食事でした。

１９７５年の日本食を壮年期に食べていた世代がちょうど現代の高齢者にあたります。日本の寿命は右肩上がりに伸びてきており、令和3年の平均寿命は、男性は81・5年、女性は87・6年です。しかし日本人の食生活の欧米化は著しく、生活習慣病の有病率が激増しています。加工食品の多い２００５年の食事を食べている世代が高齢になると平均寿命はどんどん低下していくことが予想されます。

実際に現代人が１９７５年の食事と２００５年の食事を摂取したらどのような結果になるか？　肥満ではない平均23歳の日本人16人ずつにそれぞれ１９７５年の日本食、２００５年の日本食を摂取してもらい４週間後の変化を観察しました（J Oleo Sci.2018）。１９７５年の日本食を摂取すると体重、体脂肪量が減少し、血液データでのＨＤＬ-Ｃ値（善玉コレステロール）が上昇し、中性脂肪値とＬＤＬ-Ｃ値（悪玉コレステロール）が下降しました。肥満気味のBMI26kg／m²以上の日本人を対象とした研究でも同様の結果で、1975年食を食べてもらうと体重は減少しました（Obesity (Silver Spring).2019）。そして血液検査では炎症性のたんぱく質CRPの低下も認め、**1975年の日本食は慢性炎症を改善する効果が示されています。**

**1975年の食事の特徴は、**

**1 食材の豊富さ**

**2 ごはんと味噌汁などの汁物が入ること**

**3 食材を煮たり蒸したりして、高温で加熱することが少ないこと**

**4 砂糖、塩を加えるよりも、うま味成分を加えて味付けする（出汁、みりん、醤油）**

**5 大豆発酵食品、魚、海藻を多く摂取して、乳製品、卵、肉は少ないこと**

があげられています（Nutrition.2016）。

ただし1975年頃には少しずつ洋食の文化が入ってきており、卵焼きや肉なども摂取し、洋食を週に何回か取り入れる食習慣に変わってきている時代で、伝統的な和食に洋食を少し取り入れる和洋折衷の食事というイメージです。**1975年の日本食を継続していれば、慢性炎症は防ぐことができ、がんを予防する上では理想的な食事といえます。**単純な和食を食べていた1960年の食事よりも1975年の食事をしている世代の方が寿命が最も伸びていることを考慮すると、ごはんと味噌汁に、魚や煮物のおかずという基本の食事パターンに、時々サンドイッチやスパゲティやハンバーグを食べるという食事法が最も日本人に合っていると言えます。

## 主食は控えめに、パン、パスタ、うどんは嗜好品に

糖分を摂取すると血糖値が上昇します。血糖値の上昇したままなかなか正常に戻らない状態を糖尿病と呼びます。これは血糖を処理する能力が追いつかないことにより起こります。そのため体の負担を考えると血糖値がなるべくゆっくりと上昇してくれることが望ましいわけです。食材が血糖に変わるまでのスピードを表す指標をGI値（グリセミックインデックス）と呼びます(Diabetes Care.2008)。食品の炭水化物50gを摂取した際の血糖値上昇の度合いを、ブドウ糖を100とした場合の値で表します。GI値が高ければ高いほど、食べた後に急激に血糖値が上昇することを意味します。

例えば白砂糖は65です。白米は実は砂糖より高く73、パンは75と、普段主食としている穀物は砂糖よりも血糖値を上げます。そのため、ごはん、パンの食べすぎは、血糖値の観点からみると砂糖を食べていることと変わりがありません。現代人は糖質過剰の状態が続いているため、**ごはん、パン、麺類などは控えめにする必要があります。これら高GI食品を食べるときは単独で食べるのは極力避けて、食物繊維を摂取してから食べる**ようにしてください。**食物繊維は血糖値の上昇を緩やかにする効果があります。**

小麦には、グルテンと呼ばれるたんぱく質が含まれています。グルテンは主に粘り気や弾力性のもととなる成分で、グルテンのおかげでパンはもちもちフカフカになります。小麦に含まれるグルテンたんぱく質には問題があります。グルテン過敏症とはグルテンを含む食品を食べると、鼻炎、皮膚の湿疹などのアレルギー症状やめまい、ふらつき、気分不快などを引き起こす一連の症状群を呈するものです。グルテンたんぱく質は腸内のたんぱく分解酵素で分解することができず、グルテンを含んだ食材は粘り気を持ったまま腸の中を流れます。**小麦グルテンであるグリアジンというたんぱく質は腸の粘膜に働きかけてゾヌリンという物質を誘導します。このゾヌリンは腸の細胞の隙間を埋めている鍵を開けてしまう作用があり、腸の細胞同士に隙間を作ります。すなわち「リーキーガット」**

**を誘導します**（Gastroenterology.2008）。小麦という成分そのものを食事で摂るたびにリーキーガットが引き起こされているということです。そのため小麦製品、パン、パスタ、うどんなどは嗜好品として時々食べるというスタンスが望ましいのです。もちろんこの小麦グルテンで誘導されるリーキーガットは一時的なもので、その後、鍵をあけるような刺激がなければ元の状態に修復されていきます。しかし、感染症や毒素など別の要因でリーキーガットが起こっている場合は、小麦を食べるたびにどんどん増悪する可能性もあります。

ブドウ糖を短時間に処理する能力が高ければ、主食をたくさん食べても問題はありません。**問題を起こすのは処理しきれないほど過剰なブドウ糖であって、ブドウ糖そのものは細胞にとって一番重要なエネルギー源です。**そのため極端に糖質を摂らない食事法は行ってはいけません。ブドウ糖を処理する臓器は肝臓と筋肉です。腸の血管は肝臓に直接つながっているため、肝臓の機能は腸内環境が悪ければ、毒素の処理に追われてしまいます。肝臓のブドウ糖処理能力を高めるためには腸内環境を良くすることを意識しなくてはいけません。主食をしっかり食べられるようになるためには、腸をキレイにして肝臓に余分な仕事をさせないこと。糖を処理する筋肉の機能を高める必要があります。腸内環境を改善し筋肉をつけていく過程では主食のある程度の制限は必要です。

## たんぱく質はほどほどに、動物性たんぱく質は毎日摂らない

たんぱく質を摂ることは体に良いことだと考えている人が多く、たんぱく質を意識的に多く摂取しようとする人が増えています。プロテイン（たんぱく質）の入ったドリンクやスナック、トレーニング効果を上げるため、栄養補助のためのプロテインパウダーの売り上げは右肩上がりに上昇しています。たんぱく質をたくさん摂る食事を積極的に勧める医師もいて、たんぱく質神話が全盛です。しかしこういったたんぱく質が必要という情報は、テレビや雑誌などの商業的な狙いも加味されていることを冷静に見てほしいと思います。

もちろんたんぱく質、それを分解したアミノ酸は体にとっては必須のものです。たんぱく質がなければ細胞のすべての働きをコントロールする酵素も作れませんし、臓器、筋肉、皮膚、骨、結合組織など、体を構成することができません。しかし**あくまで必要量を摂取すれば良く、たくさん摂取すれば体にとって良い結果につながるわけではありません。たんぱく質の摂取過剰は、窒素化合物の処理を大量に行うため腎臓に負担をかけます。**動物実験ではたんぱく質を制限した方が寿命が延びるというデータもあり、過剰なたんぱく

質摂取は要注意です（Cell Metab.2014）。

**たんぱく質による刺激ががんの発症のメカニズムに関連している**ことがわかっています。細胞の増殖をコントロールするメカニズムにｍＴＯＲという酵素があります。ｍＴＯＲが刺激されると細胞が増殖します。がん細胞はｍＴＯＲを利用して、腫瘍の増殖と進行を促進します（Cancers（Basel).2018）。このｍＴＯＲを刺激するものの代表がアミノ酸です（Trends Cell Biol.2014）。過剰なアミノ酸刺激を与え続けることは考えものです。

では何ｇたんぱく質を摂ったらいいのかと考えるかもしれませんが、**僕自身は何ｇ摂るべきかということよりも、たんぱく質の種類を意識すべきだと考えます。**たんぱく質というと思いつくのは肉、魚、乳製品などの動物性のたんぱく質だと思います。たんぱく質を摂取するために、毎日、牛肉、豚肉、鶏肉を食べている人も少なくないでしょう。ですが、大豆などの豆類や野菜にもたんぱく質は含まれているため、動物性のたんぱく質からだけしか摂取できないわけではありません。

20代以降は１日最低20ｇ程度を摂り、適度に筋肉をトレーニングしていれば筋肉の萎縮はありません。１日に体重あたり0.8ｇ以上のたんぱく質は必要ありません。もちろん激しい筋力トレーニングをしている人はもっとたんぱく質を摂っても筋肉がアミノ酸を処理してくれるので問題はありません。65歳以上になると体重あたり1g程度まで上げていく方が長生きするというデータもあります（Cell Metab.2014）。年齢と運動のバランスをみて過剰になりすぎないように注意する必要があります。

**がんの予防という観点からみると、動物性のたんぱく質と植物性のたんぱく質は明らかに異なります**（J Natl Cancer Inst.1989）。ラットに毒物を投与して肝臓がんを発生させた後に、たんぱく質を含む食事を投与します。動物性のたんぱく質はカゼイン（乳たんぱく）、植物性のたんぱく質はグルテン（小麦たんぱく）を使用しました。発がんさせた後にカゼインを20％含む食事を与えると腫瘍はどんどん増大しました。しかしカゼインを5％含む食事にしたところ、腫瘍はほとんど増殖しなくなりました。グルテンは20％投与しても腫瘍の増大はわずかでした。

この違いの原因の1つに必須アミノ酸のリジンの量が考えられています。リジンは必須アミノ酸の1つで肉などの動物性たんぱく質に多く含まれています。この研究でもグルテン20％にリジンを追加すると腫瘍は急速に増大しました。もちろん動物性たんぱく質の方がたんぱく質量、ビタミンDやコエンザイムQ10、ビタミンB12などが豊富なため、まったく摂取しないということはおすすめしません。しかし毎日摂取する必要はなく、肉、卵、魚などは食べない日があった方がいいと思います。

動物性たんぱく質の中でもソーセージやハムのような加工肉は大腸がんの確実なリスク因子ですので、極力食べないようにした方がいいです。

## 悪い油を避け、良い油を摂る

脂肪の取りすぎは体に悪いというイメージは、肉や牛乳などの動物性の脂肪の中の飽和脂肪酸が心臓病の原因になるといわれた1970年代に作られました。それ以降は脂肪分が低いものほど良い食品であるとされ、脂肪分の少ない鶏のササミや低脂肪の牛乳などが健康的な食品であるという認識が現代でも続いています。しかし実際には**飽和脂肪酸が心臓病のリスクを上昇させるという根拠は疑わしいということが明らかになってきました**（Am J Clin Nut. 2010）。脂質は細胞膜の構成成分ですので、体の中に良い脂肪がなければ良い細胞はできません。体内では、糖質やアミノ酸から飽和脂肪酸や一価不飽和脂肪酸を合成することができます。そのため大量の脂質を摂取しなくても脂質不足になることはありません。しかし**オメガ6脂肪酸であるリノール酸とオメガ3脂肪酸であるアルファリノレン酸は合成することができないため食事から摂取する必要があります**。そのためリノール酸とアルファリノレン酸は必須脂肪酸と呼ばれます。細胞膜の構成成分であるリン脂質には2つの脂肪酸が必要ですが、このうち1つは必須脂肪酸である必要があり、食事からリノール酸とアルファリノレン酸を摂取するようにしなければなりません。

では大量のリノール酸とアルファリノレン酸を摂取した方がいいのかとなると、かなり注意しなくてはいけません。必須脂肪酸は多価不飽和脂肪酸とも呼ばれます。不飽和とは脂肪酸を構成する炭素原子に存在する不安定な部分です。オレイン酸などの一価不飽和脂肪酸は不飽和な部分が1つしかありませんが、多価不飽和脂肪酸である必須脂肪酸には不飽和が複数存在します。不飽和が複数存在するということは、脂肪酸が非常に不安定で酸化（さび）を受けやすいことを意味します。必須脂肪酸は傷みやすいため、古い油や加熱した油にはたくさんの錆びた成分（アルデヒド）が存在します。必須脂肪酸は体内でも錆びるため、必須脂肪酸を大量に摂取することは避ける必要があります。

オメガ6脂肪酸のリノール酸は植物の種から精製された植物油に多く含まれています。リノール酸から体内で合成されるアラキドン酸は体の中で炎症を引き起こします。オメガ6脂肪酸の炎症はオメガ3脂肪酸を摂取することによって抑えることができます。そのため**必須脂肪酸はオメガ6脂肪酸とオメガ3脂肪酸を2：1程度に摂取することが理想**です。しかし現代の食生活ではオメガ6を過剰に摂取しているため、意識的に摂取割合を変えていかなくてはいけません。そのためオメガ6の主な供給源である植物油脂の摂取を制限して、オメガ3の供給源である食品を増やす必要があります。

**オメガ6脂肪酸を減らすためには、必然的に現在台所の中心であるサラダ油（主に大豆油、コーン油、綿実油などが多く含まれる）の使用は控えます。代わりに不飽和の少ない油であるオリーブオイル（一価不飽和脂肪酸のオレイン酸）やココナッツオイル（飽和脂肪酸）、ギー（飽和脂肪酸・バターの油分）を使用します。**これらの傷みにくい油（良い油）を料理の際に使うようにして体に炎症の原因を入れないようにします。加工食品のパッケージには植物油脂という名前でオメガ6脂肪酸が入っています。加工食品を避けることは過剰なオメガ6脂肪酸の摂取を予防してくれます。

キャノーラ油は菜種油の一種で、オリーブオイルと同じくオレイン酸を豊富に含みます。そしてオメガ6とオメガ3比率が2：1と理想的な不飽和脂肪酸の組成を示します。そのためキャノーラ油は健康的な脂質であるということが盛んに宣伝されています（Nutr Metab Cardiovasc Dis.2020）。**しかしキャノーラ油がアルツハイマー病のリスクを上げる可能性**（Sci Rep.2017）や、**オリーブオイルと比較して炎症を取る効果はないことが示**

**されています**（Lipids Health Dis.2020）。キャノーラ油の原材料は遺伝子組み換え菜種であること、すべて工業的に作られた食用油脂であることから、その健康効果の宣伝に関しては注意する必要があります。

オメガ3脂肪酸の摂取のために亜麻仁やエゴマを搾ったオイルを摂取する人がいますが、オメガ3脂肪酸も多価不飽和脂肪酸であることには変わりありません。精製後時間がたつにつれて錆びてくるため、もし摂取するのであればビンを開封したら1週間以内に使用しなくてはいけません。同様の理由で魚油やオメガ3脂肪酸のサプリメント（EPA・DHAなど）も鮮度がわからないのであまりおすすめしません。あくまでも**オメガ3脂肪酸は新鮮な魚やくるみ、亜麻仁、ヘンプシード、チアシードなどから摂る**ようにしてください。

脂肪も同様に何g摂取したらいいのかと考えるかもしれませんが、大事なことは悪い油を摂らないことです。体に悪さをしない油であれば、どれだけ摂取しても問題ありません。油を摂取しすぎると脂肪がつくのではないかと考える人がいますが、体内の脂肪を増やす刺激は、過剰な糖質の方が強いため、糖質を過剰に摂取しない限り食事から摂った油が直接脂肪になることはありません。同じくブルーゾーンの沖縄の高齢者の食生活を調べてみると驚いたことに、わずかな魚や大豆などから摂取した極めて少ない脂質しか食べていませんでした。同じくブルーゾーンであるイタリアのサルデーニャ島では豆類、ナッツ、オリーブオイルなど脂肪分を多めに摂取しています。**脂肪に関しては量の問題よりも、悪い油を避けることがより重要**であることを示唆しています。

## がんを防ぐ生活習慣

これまでは主にがんを予防する食材、食事についてお話ししました。そしてさらに注目してほしいのは、それらの食事を摂りながらどのような生活習慣を心がけることががん予防につながっていくかという点です。がんを防ぐ生活習慣として以下の5つがあります。

### ❶ 野菜から先に食べる

「いただきます！」といって、一口目に、ごはんやおかずを食べることが多いと思います。定食の場合、まず一口目の箸が伸びるのはメインのおかずからということが一般的で、決してその横にあるつけ合わせの野菜（サラダ）から食べ始めるという人は少ないでしょう。学校教育でも「三角食べ」という食べ方（主食：ごはんやパンなど　主菜：肉料理や魚料理・卵料理など　副菜：和え物やサラダ・汁物）を順に均等に食べる方法が良いと教えられます。

しかし血糖値の上昇という観点からはこれはおすすめする食べ方ではありません。

血糖とは血液中のブドウ糖のことですが、血液中ブドウ糖が上昇するとインスリンというホルモンが分泌されて血糖の上昇を速やかに抑えます。しかし年齢を重ねるにつれ、このインスリンの働きは衰えていきます。すると血糖を急速に下げることができなくなり、その結果ブドウ糖が血液中を流れる時間が長くなります。血液中のブドウ糖はたんぱく質、脂質と結合して（糖化）、そのたんぱく質、脂質を変性させＡＧＥ（終末糖化産物）を形成します。

ＡＧＥは酸化ストレスと炎症を引き起こすため、ＡＧＥの上昇は糖尿病や動脈硬化などの代謝性疾患や老化と関連します（Cell Metab.2018）。そしてこの酸化ストレスと炎症はがんの発生にも関連してきます（Cancer Epidemiol Biomarkers Prev.2014）。ＡＧＥの上昇は血糖値が高いことにより体の内部で作られるのと同時に、食事の中に含まれているＡＧＥを吸収することによっても起こります。ＡＧＥは高温で長時間加熱する調理過程で作られるため、パン、ビスケット、調理済み肉、砂糖を多く含む加工食品などにはＡＧＥが多く含まれます。食事で摂取したＡＧＥのうち、10～30％は腸管から吸収され全身に入ります。ＡＧＥの上昇は肝臓がん（Cancer Sci.2022）、大腸がん（Nutrients.2021）、乳がん

（BMJ Open Diabetes Res Care.2022）との関連が指摘されています。

ではAGEを上昇させないためにはどうしたら良いか？　**そのために重要なのは血糖値を上昇させる糖質（米飯、パン、パスタなども含む）を摂取する前にまず食物繊維を多く含む食品を食べてから、糖質を摂取するということです。**

10人の日本人を対象にした研究で、野菜サラダを米飯を食べる前に摂取した場合と、米飯を食べた後に摂取した場合での血糖値の変化を観察しました（糖尿病2010）。野菜サラダは千切りキャベツ60gにオリーブオイル10g、酢10g、食塩少々をドレッシングにしたものでした。結果は

**図2　糖質の前に野菜を摂ると、血糖値の上昇が抑えられる**（糖尿病 2010）

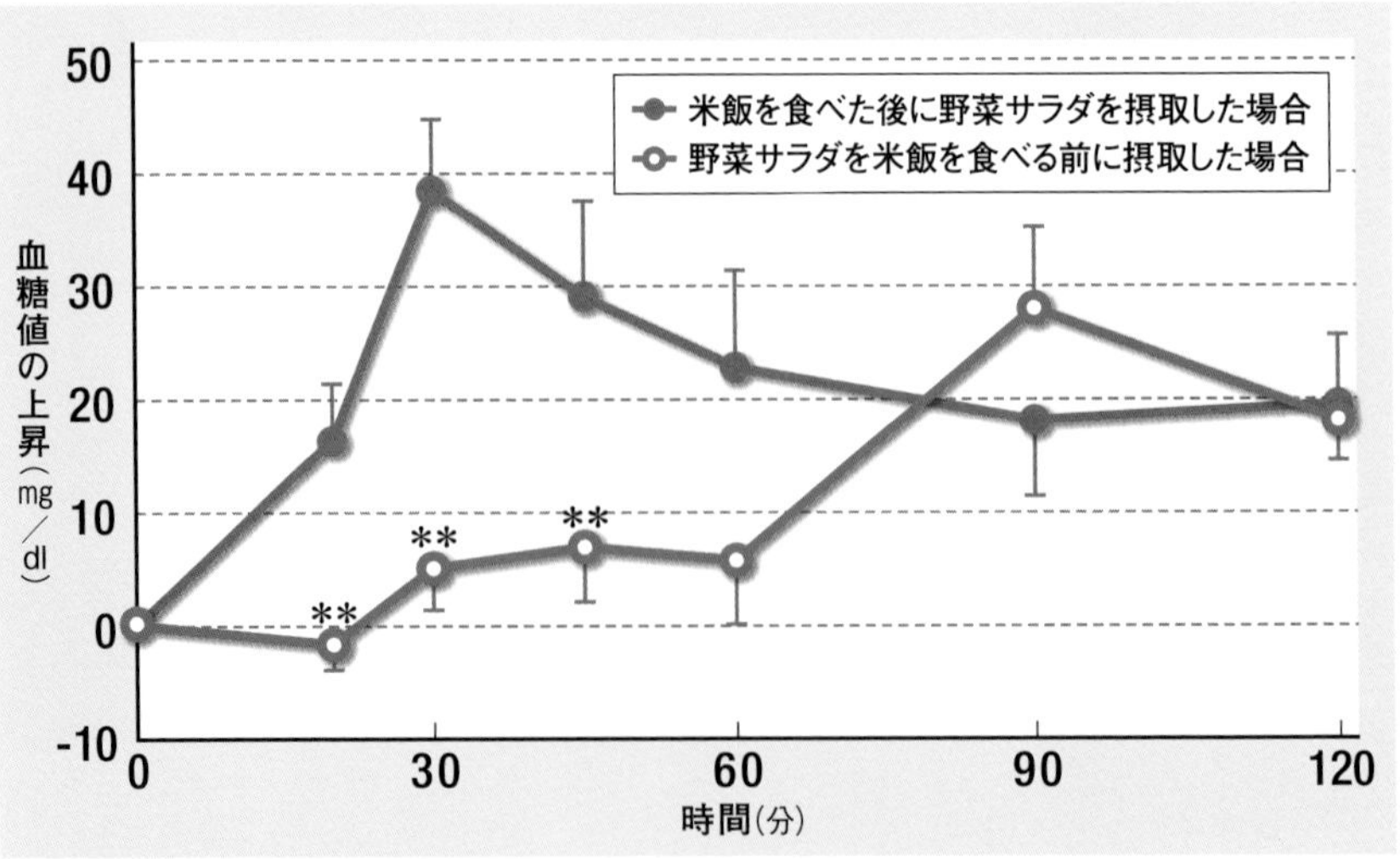

明らかで、食後30分後の血糖値の上昇は、後からサラダを食べた場合は40mg／dl以上上昇したのに対して、最初にサラダを食べていた群の上昇値は10mg／dl未満でした。最初にサラダ（食物繊維）を摂取しておいた方が、血糖値の上昇もゆるやかで、血糖値の最高値も10mg／dl以上低下します。このことから血糖値の上昇を抑えるためには、食べ方としては美しくありませんが、**メインのおかずやごはんを食べる前にサラダや定食の脇に添えられているキャベツを先に食べてしまうことをおすすめします。**オリーブオイル、酢にも血糖値を抑制する効果がありますので、ドレッシングは市販のものではなくて、良いオイルと酢を合わせて作るようにしてください。

## ❷ 食事をしない時間帯を作る

何日も食事をまったく摂らずに過ごすことを「ファスティング（断食）」と呼びますが、ファスティングは、1日の中だけで行うこともできます。**1日を、食事をする時間帯と食事しない時間帯に分ける食事法を「間欠的ファスティング」といいます。**16〜18時間の食事をしない時間帯（睡眠時間を含む）は血糖値を上げない状態を維持して、6〜8時間の食事をする時間帯に健康的な食事を摂ることで、最適な代謝機能を維持する食事戦略です。食事をしない時間帯は少なくとも12時間以上にすることが原則です。1日に必要な栄養、ビタミン、ミネラルなどは6〜8時間の食事時間内に摂取しなくてはいけないため、よくよく吟味して十分摂取できるように考える必要があります。僕自身は食事をしない時間を16時間と設定して、6〜8時間の間に2食の食事を摂取することを、週のうち5日間行っています。

「間欠的ファスティング」を行うメリットはさまざまであり、これまで体重減少、体脂肪減少、インスリン感受性を改善（糖尿病の改善、糖尿病の予防）、血糖値の低下、血液中インスリン値の低下、血圧の低下、脂質代謝の改善などが認められます（Cell Metab.2018）。**間欠的ファスティングは、血糖値を上げない時間を長時間取ることができ、その結果、炎症および酸化ストレスを減らすことができるため、がん予防に直結します**（Rejuvenation Res.2015）。

## ③ 運動を欠かさない

過去の疫学的研究から、運動することとがんのリスク低下には明確な関連があることが観察されています。運動程度が評価できる144万人のデータの経過をみた結果で、がんの発生との関連を評価しています（JAMA Intern Med.2016）。身体活動レベルは、0（低活動）から100（高活動）に振り分けて、身体活動レベル10の人と比較して、身体活動レベル90の人は乳がん、結腸がん、直腸がんのリスクが低下します。座りがちであったり、運動をしたりするだけで遺伝子変異の程度が変わることがわかっています。運動をすることによって起こる遺伝子変異が、どれほど乳がん、大腸がん関連の遺伝子に影響するかを観察しました。結果は、**運動そのものが乳がん、大腸がんに関連する遺伝子変異を防ぎ、乳がん、大腸がんを予防する効果があると示されています**（Nat Commun.2020）。逆に座りがちな生活は、がんの遺伝子変異につながっていきます。

がん予防の観点から運動はいつ行うことが良いでしょうか？　運動強度、運動を行っていた年齢、1週間の運動量などとともに、その運動をいつ行っていたのか（早朝／8～10時、午前／10～12時、昼／12～15時、午後／15～19時、夕方／19～23時）、夜間／23～翌朝8時）についてアンケートで答えてもらい、がんの発生率を検討しました（Int J Cancer.2021）。統計学的にははっきりとした差は示していませんが、運動をあまりしていない人に比べて**早朝（8～10時）運動する人が最もがん（乳がん、前立腺がん）のリスクが低い傾向にある**ことが読み取れます。乳がんは女性ホルモンエストロゲンの濃度に影響を受けます。エストロゲンの日内変動は午前7時頃に最もその値が高くなります（Eur J Endocrinol.2003）。運動はエストロゲン値を下げる効果があることから（Breast Cancer Res.2015）、特に女性の乳がん予防という観点からは早朝の運動が良いと思います。午後に運動することは良くないのかということではなく、前立腺がんではどの時間帯の運動でもリスクが下がる傾向を示しているように、まずは体を動かすことが基本です。

体の中には毎日5000個程度のがん細胞が生み出されています。**運動は腫瘍細胞周りにがん細胞を攻撃するリンパ球を増加させます**（Cancer Cell.2022）。がん細胞が目に見える大きさまで増殖しないようにするためにも、座っている時間を短くして、しっかりと運動してがん細胞の顕在化を防いでおく必要があります。

## ④ 睡眠をしっかりとる

**夜間に働く職業の人は、がんのリスクが高いことがわかっています**（Lancet Oncol.2019）。これは概日リズム（サーカディアンリズム）という体内時計が狂ってしまうことがその原因と考えられています。国際がん研究機関は、人の概日リズムを乱す夜勤労働には、発がん性があることが強く疑われると判断しています。

メラトニンは脳内の松果体《しょうかたい》で合成され、血液中に放出されます（Molecules.2021）。夜になるとメラトニンの合成は活発化し、睡眠中は高い値を維持し、早朝から減少していきます。夜間に上昇したメラトニンは脳内の概日リズムを調整する組織を刺激して、体内時計を調整します。この数十年の間に、メラトニンがヒトの生理および病理学において多様な役割を果たし、脳内だけでなくさまざまな組織にも働きかけることがわかってきました。膵臓からのインスリン分泌を抑えたり、腸の動きを抑えたり、皮膚や骨や子宮にもメラトニン受容体は存在し、さまざまな組織の恒常性を維持し、病気の発症から体を守るのに役立ちます（Mol Cell Endocrinol.2012）。

そして現在では、メラトニンは単なるホルモンとしてではなく、酸化ストレスから細胞を保護したり免疫を調節する物質として考えられてきています（FASEB J.2010）。さらに注目されているのが、メラトニンの抗がん作用です（Anticancer Res.2012）。多くの研究により、**メラトニンは生理的な濃度でも乳がん、前立腺がん、卵巣がんの細胞の増殖を抑えて、細胞死（アポトーシス）を誘導する**ことが確認されています（Int J Endocrinol.2018）。臨床研究ではがん治療において、メラトニンのサプリメントと従来の抗がん剤治療、放射線治療の併用が行われて、良好な結果が得られており、今後がん治療にメラトニンが応用されてくるかもしれません（Front Pharmacol.2018）。

がんの予防・治療に有望な物質メラトニンは外部から摂取する必要はなく、単にしっかりと睡眠をとるだけで得られます。メラトニンは夜間に光、特にブルーライトを浴びるとその分泌が著しく制限されてしまいます。よって夜間に体を光にさらすことは、メラトニンの産生と概日リズムの崩壊をもたらし、がんの増殖するリスクが高まることはよく覚えておく必要があります。メカニズムははっきりしませんが、睡眠不足を続けるとそれだけで腸内細菌の多様性が失われていきます（PLoS One.2021）。運動は概日リズムを整える効果がありますので（Nat Rev Endocrinol.2019）、よく眠り、よく動いて、メラトニンを維持することで良い腸内環境を維持してください。

## ⑤ ストレスをためないポジティブ思考

嫌な気分になる、身体的な苦痛を味わう、何か良くないことが起こるのではないかと想像するなど、人はストレスを受けたとき、瞬間的に体の中でストレス反応が生じます。カテコールアミンや副腎皮質ホルモンなどのストレスホルモンが産生され、心拍数が上がったり、血糖値が上がったり、運動能力や刺激に対する反応性を向上させます。この急性ストレス反応は時間限定で起こった場合のみ、体にとって有益です。ストレスに常にさらされているような慢性ストレス状態では、体に起こる反応はマイナスの影響が出ます。人間関係、逆境、うつ、不安、孤独、社会的孤立などの理由による慢性的なストレスは、体調不良の原因に大きく関与しており、不眠、胃腸障害、心血管疾患、そしてがんのリスク上昇の原因にもなっています（Front Oncol.2020）。

ストレスホルモンは慢性炎症を起こし、細胞のＤＮＡ損傷を誘発したり、がん抑制たんぱく質の分解の亢進など、さまざまなメカニズムでがんの発生・発達を促進します。慢性ストレスはまた、がん細胞を殺傷する細胞傷害性Ｔ細胞というリンパ球の働きを抑制して、免疫の監視システムが弱体化します。ストレスに対する一連の反応は、体内に絶え間なく発生するがんが目に見える形で大きくなるリスクを高めます。

このように**ストレスそのものによる直接的な発がん作用の他に、ストレスに伴う副反応もがんのリスクを高めます。**慢性的なストレスを経験している人は、食欲が増進し、一般に糖分、脂肪分および塩分を多く含む食品であるファストフードや加工食品への欲求が強くなります（Trends Endocrinol Metab.2010）。一般的に夕食後や深夜に行われることが多い欲求不満解消食の摂取は、即座に気分を改善させますが、多くの研究では、その行動がストレスホルモンの上昇、食欲ホルモングレリン値の上昇をもたらし、欲求の増大と不健康な食習慣を形成するとわかっています（Diabetes Care.2013）。ファストフードや加工食品などの糖分、塩分や脂肪分の多い食品は、高い中毒性を持ち、腸内環境をどんどん悪化させます。ストレスそのものも短鎖脂肪酸産生菌を低下させて、腸内環境を直接悪化させます（Psychoneuroendocrinology.2016）。

慢性的に受けるストレスを漫然と我慢していると、どんどん体内にがん細胞が増殖していくイメージを持ってください。**がんと診断された人に外来で話を聞くと、がんと診断される1年から2年前に大きなストレスやショックな出来事を経験しているということが多くありました。** そのストレスが人間関係なのか、金銭的なものであるのか、健康問題なのか、によって対処法は異なります。ストレス中には、環境を変えたり、その出来事に対する自分自身の考え方を変えてみることによってすぐに対応できるものもあります。ストレス対応のための瞑想はその有効性について十分なデータがあります（Healthcare（Basel）.2020）。１日５分から15分目をつむってゆっくり呼吸をすることでもストレス反応は改善されます。

# 5章

# がんを防ぐ
# 実践レシピ

この章では、僕の健康スクールの生徒さんたちに協力してもらい、具体的に日々の食事をどのように実践すればよいのか、実際の献立例やレシピを紹介します。

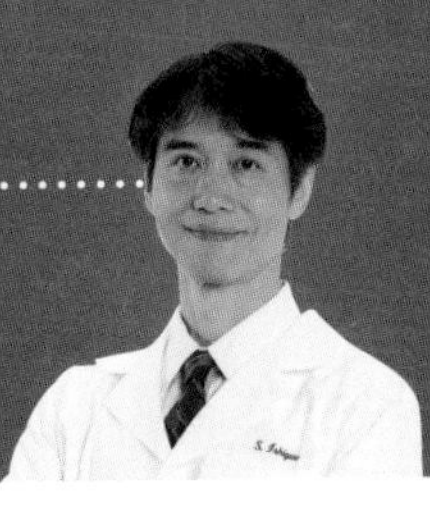

**レシピの見方**

＊大さじ＝15cc、小さじ＝5cc、一合＝180ccです。
＊オーブンは1300Wのものを使用しています。機種によって違いがありますので様子を見ながら加熱時間を調整してください。
＊特に記載がない場合、洗う、皮をむくなどの野菜の下処理は終わっています。
＊特に記載がない場合のコンロでの加熱は中火です。

# がんを防ぐ献立づくりの考え方

## 「ごはん＋味噌汁＋野菜中心のおかず＋ぬか漬け」が基本

間欠的ファスティング（P85）の考え方に基づき、1日8時間に2食摂るようにします。2食に共通する考え方は以下です。

**主食**　**ごはん**

主食は、小麦を避け、白米のごはんにし、ほどほどの量にします。押し麦などの雑穀をプラスすると、食物繊維が補えます。

**汁物**　**味噌汁**

味噌汁は毎日摂ります。根菜や、海藻、きのこを加えるようにすると、食物繊維豊富なこれらの食品を摂り忘れることなく、献立のバランスも整うのでおすすめです。

**主菜・副菜**　**野菜中心のおかず**

ホールフードから作った野菜のおかずをメインに。できるだけ多くの野菜の種類を組み合わせるようにします。たんぱく質は、赤肉・加工肉・乳製品は避け、白肉（鶏肉）・青魚・卵・大豆製品をほどほどに摂るようにします。食材は、出汁やみりん、醤油などの発酵調味料のうま味で味付け、塩分は控えめ、砂糖は避けるようにします。

**ぬか漬け**

手作りのものを毎日摂るようにします。

## 献立① 基本の献立例

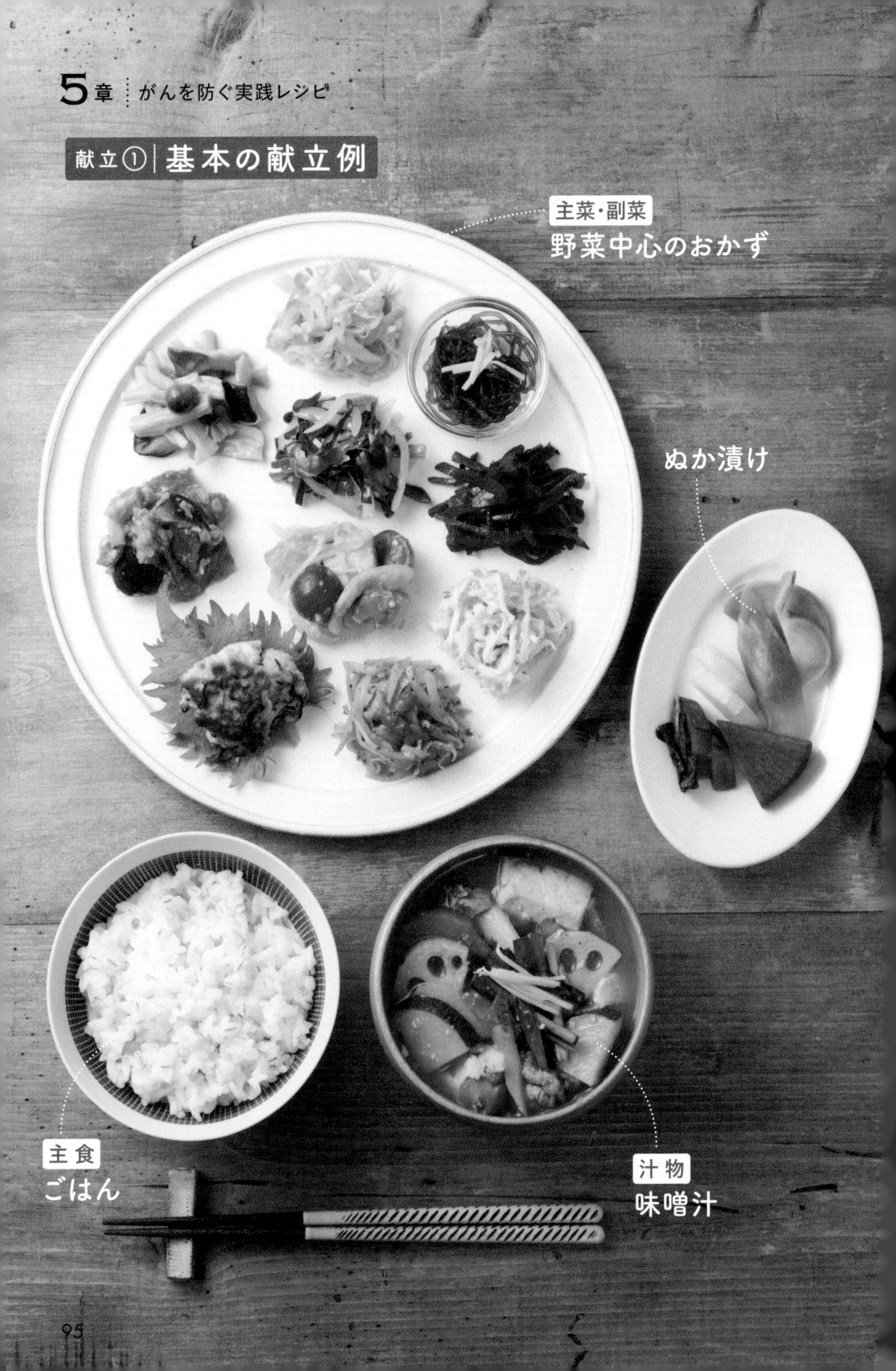
主菜・副菜
野菜中心のおかず
ぬか漬け
主食
ごはん
汁物
味噌汁

## 色とりどりを意識すると自然に多くの野菜が摂れる

### 5色の野菜・果物

野菜は、赤、オレンジ、黄、緑、紫の5色を意識すると、自然に多くの野菜・果物がバランスよく摂れます。

### きのこ、海藻、ナッツ

ミネラルと食物繊維が豊富なきのこ、海藻、ナッツ（アーモンド・くるみ）を加えます。

### 玉ねぎ・ねぎ・にんにく

抗酸化成分豊富な玉ねぎ、にんにくなどのネギ科アリウム属も毎日摂るようにします。

さらに、鶏ハム、ゆで卵、厚揚げ、豆腐などのたんぱく質も加えると、一皿でも満足できる「カラフル山盛りサラダ」になります。

## 手作り発酵調味料を使えば添加物を避けておいしく

市販のドレッシングや、マヨネーズなどの調味料は避け、手作り発酵調味料（P122）を使って、がん予防にマイナスの添加物や、人工甘味料を避けます。発酵調味料はうま味成分が多いため、少量でも野菜をもりもりおいしく食べられます。

基本の発酵調味料（味噌、醤油、酢、みりん、料理酒）は、アルコールや酵母エキス、ブドウ糖果糖液糖などの添加物が入っていない本物を使います。塩は、自然塩または岩塩を選びます。

オイルは、サラダ油は避け、オリーブオイル、ココナッツオイルを使います。

## 献立② カラフル山盛りサラダ例

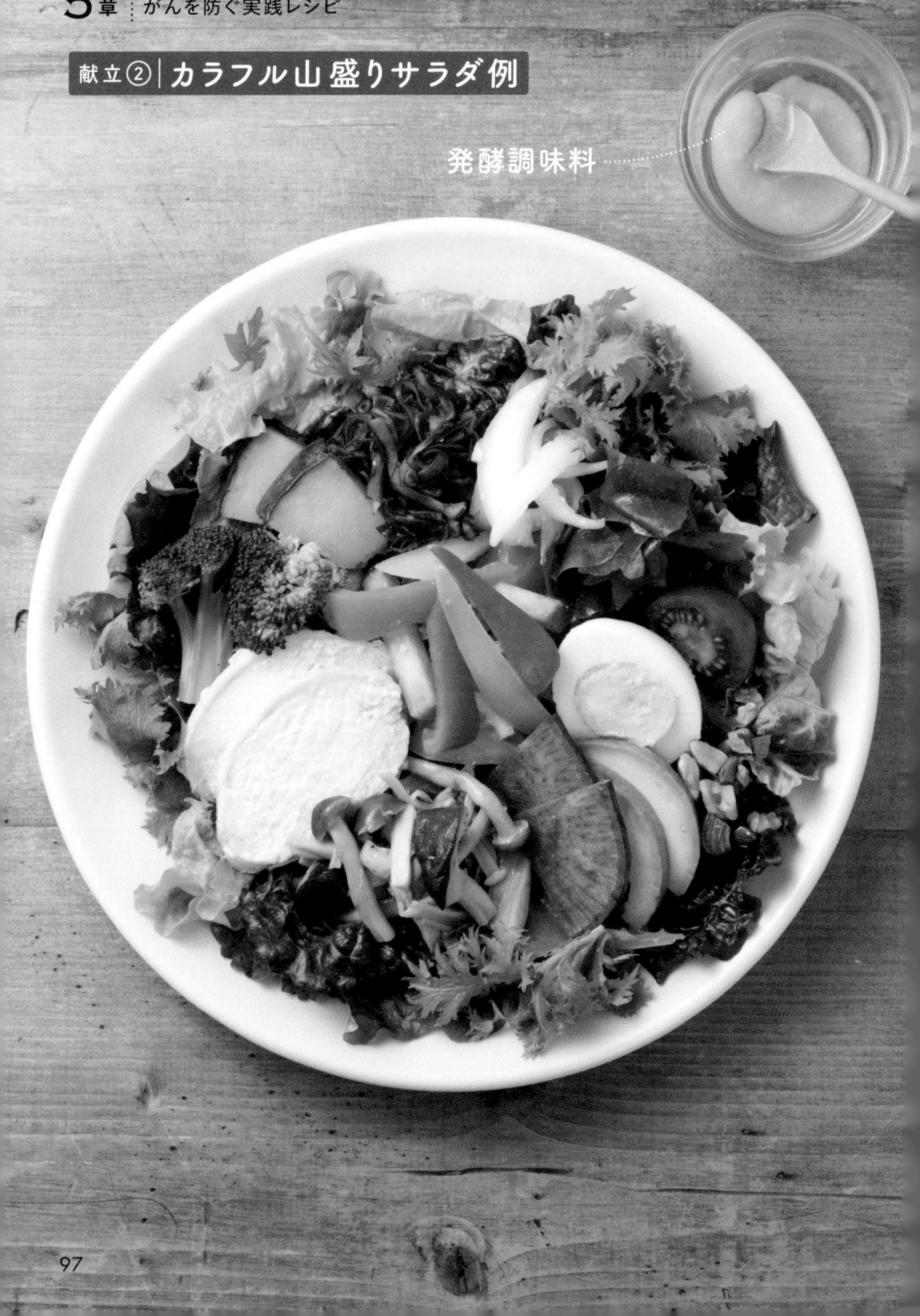

## できるだけ高温で加熱しない。生や蒸し調理がおすすめ

高温で調理すると、食材が酸化しやすく、特にたんぱく質を油で揚げたり焼いたりすると糖と結合してAGE（終末糖化産物）が発生しやすく、がん予防にマイナスなため、できるだけ、生や、煮たり、ゆでたり、蒸したりして食べるのがおすすめです。

## がんになるリスクを下げつつ家族も喜ぶ工夫を

とはいえ、揚げ物など、家族も喜ぶ献立を考えるとき、100%避けることは難しいので、以下のようにして、がんになるリスクを減らすのがおすすめです。

**焼いたり揚げたりするとき**

サラダ油は避け、加熱しても酸化しにくいココナッツオイルを使います。

**小麦粉**

そば粉や米粉、片栗粉に置き換え。

**乳製品**

豆乳やココナッツミルクに置き換え。

**市販のカレールー**

スパイスや発酵調味料に置き換え。

**市販の漬物**

カレーには福神漬けですが、ザワークラウトやピクルスに置き換えましょう。

**ケチャップやソース・コンソメ**

玉ねぎ塩麹や酒粕に置き換え。

**砂糖**

甘麹、果物の甘味に置き換えましょう。

## 献立③ 家族も喜ぶ献立例

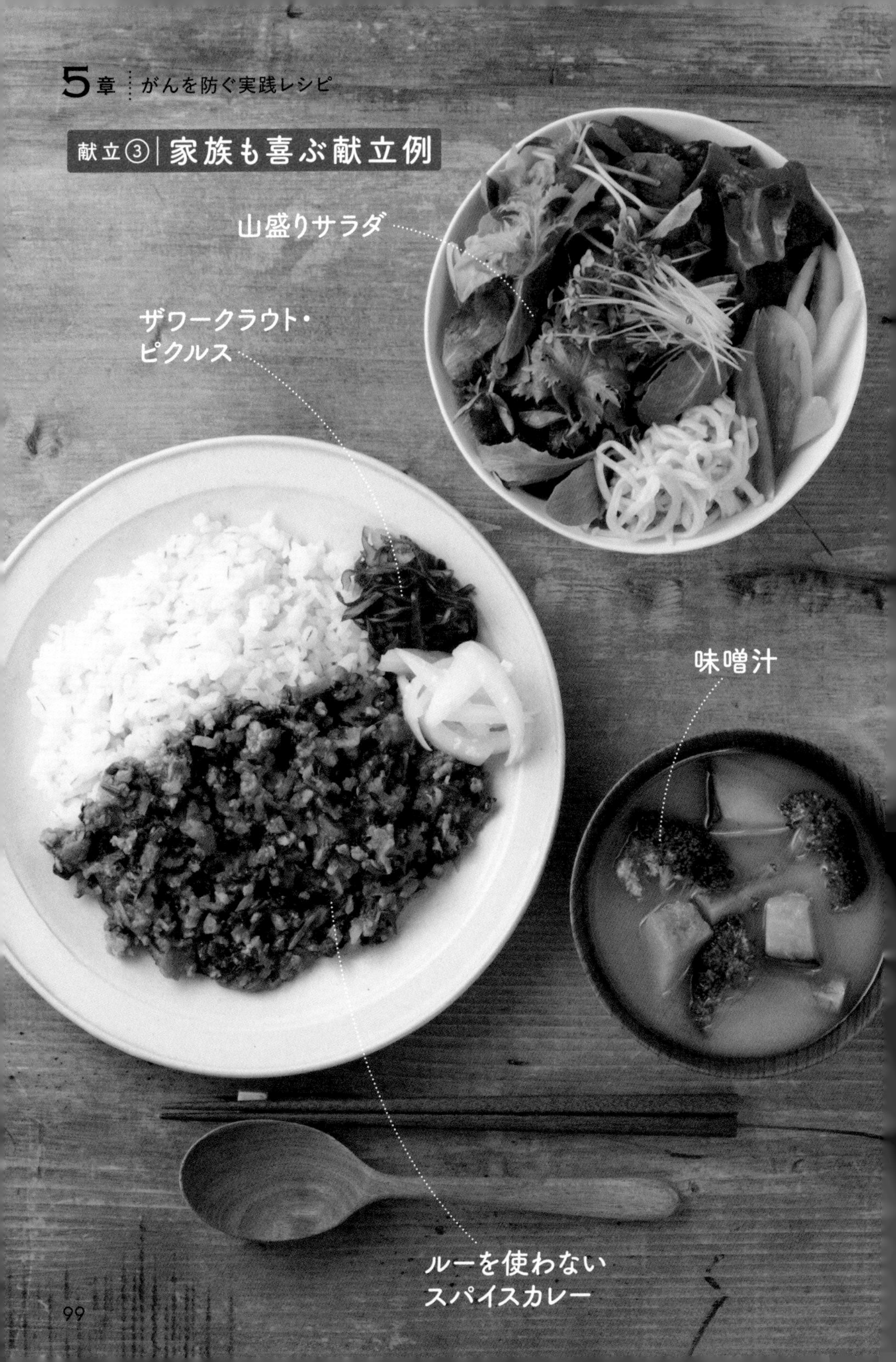
山盛りサラダ
ザワークラウト・ピクルス
味噌汁
ルーを使わないスパイスカレー

# がんを防ぐ カラフル野菜の 作り置きおかず

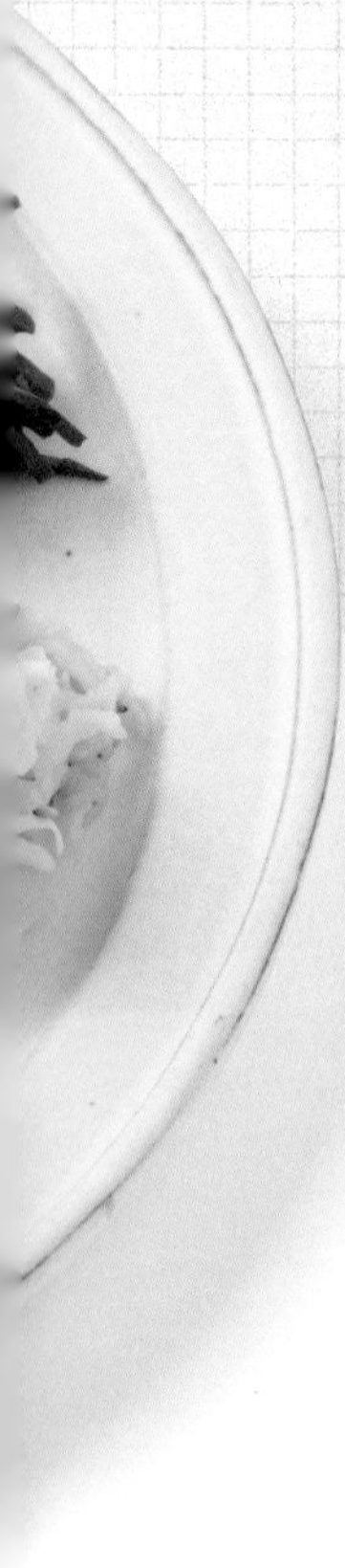

腸内環境を整え、免疫力を保つためには、
できるだけ多くの野菜を使ったおかずを
毎日摂ることが必要です。でも、何かと多忙な日々…。
時間のあるときに作り置きをしておくと、
多種類のものを少量ずつ
食べることができるのでおすすめです。
毎日摂りたいカラフルな野菜を使ったおかずを
色別にご紹介します。

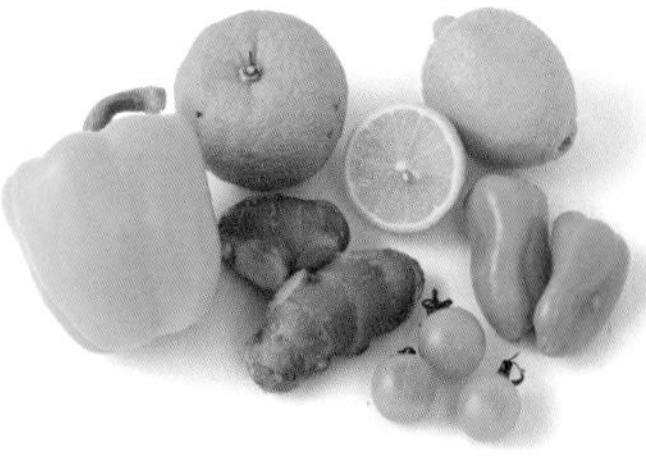

Yellow

Orange

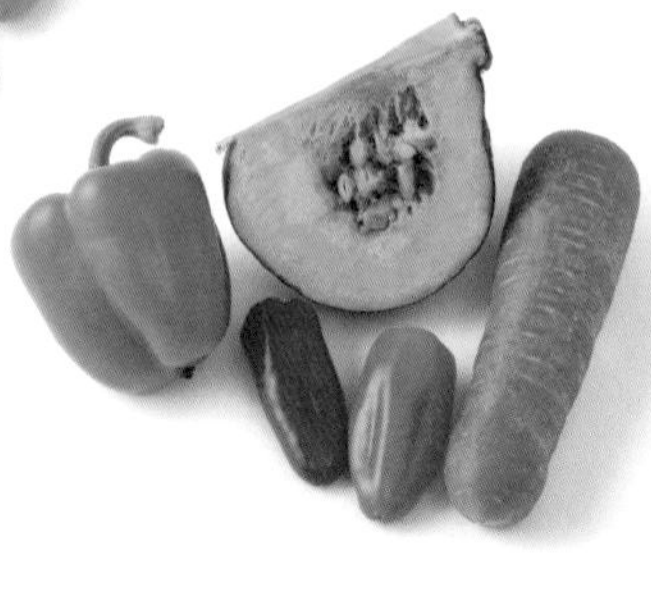

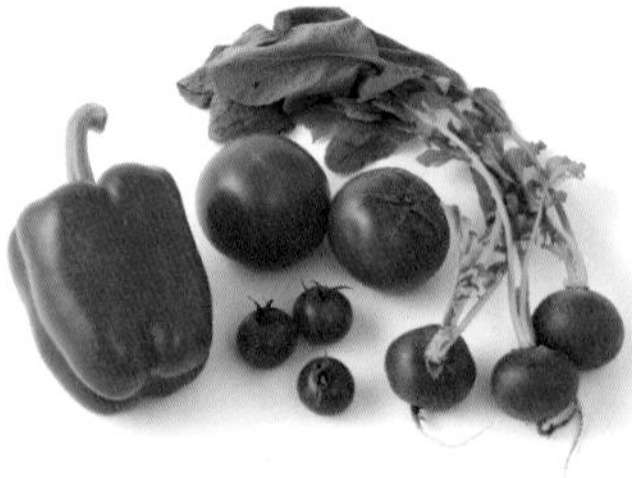

Red

作り置きがあれば
プレートにのせるだけ！

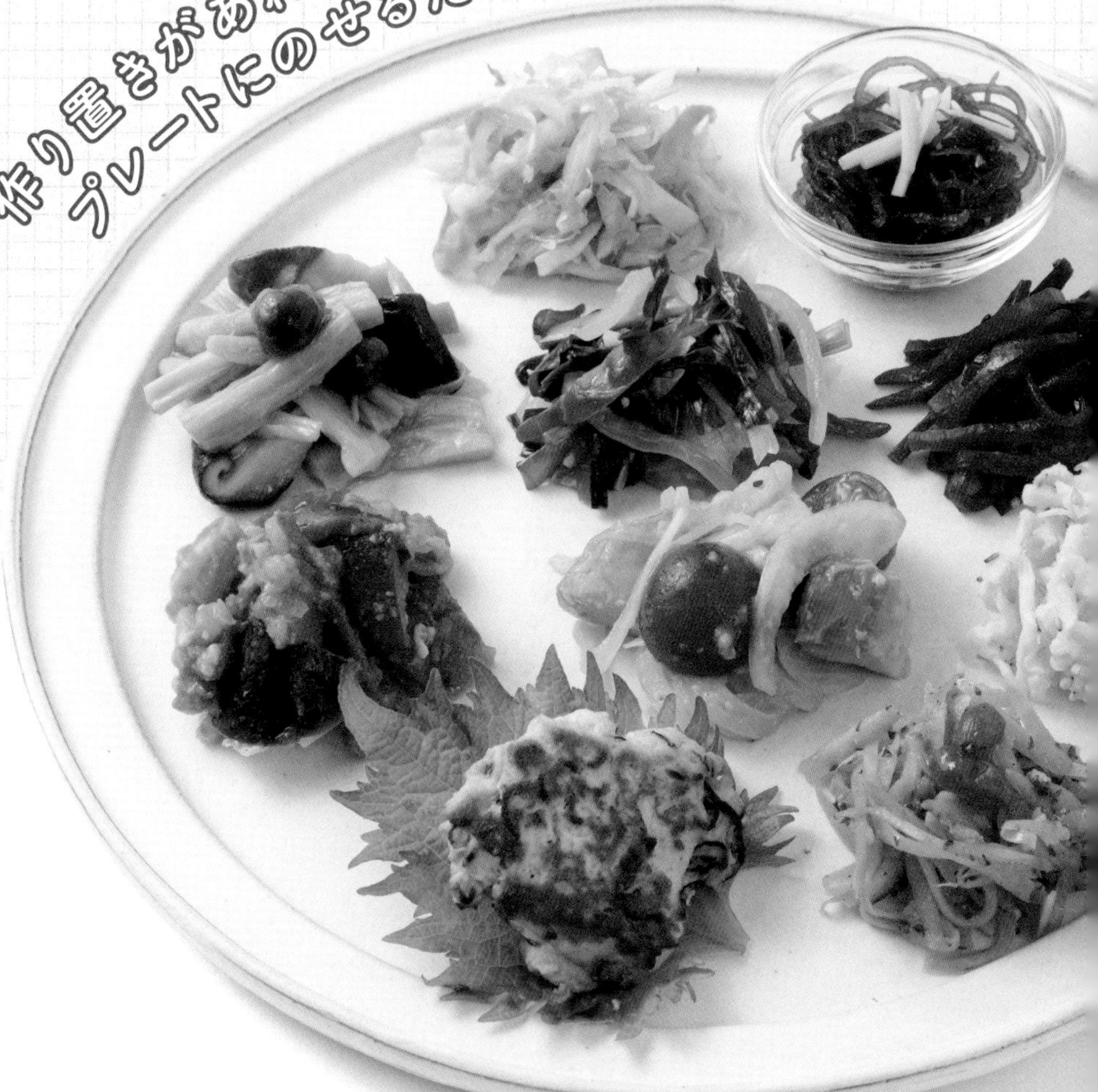

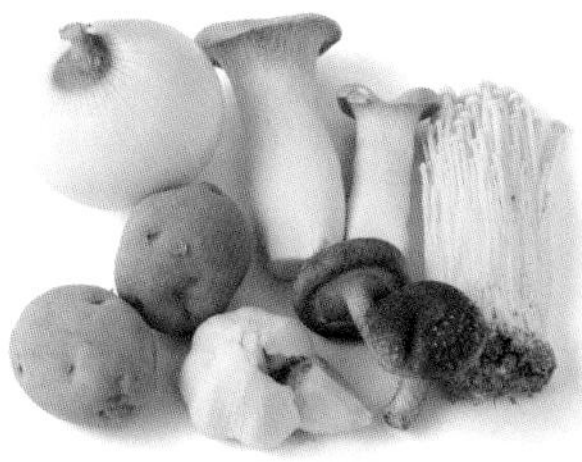

White

Purple

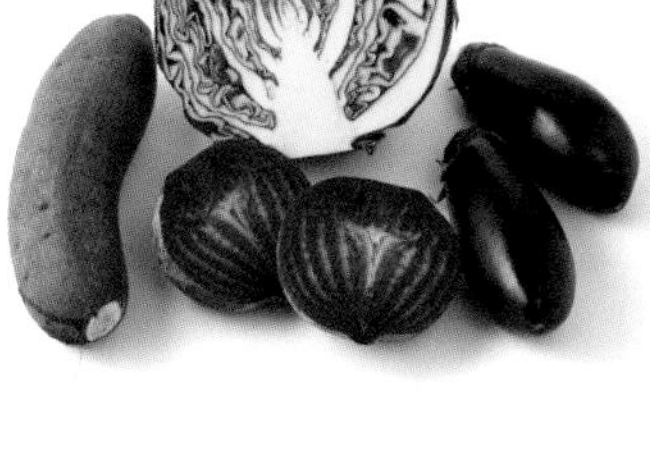

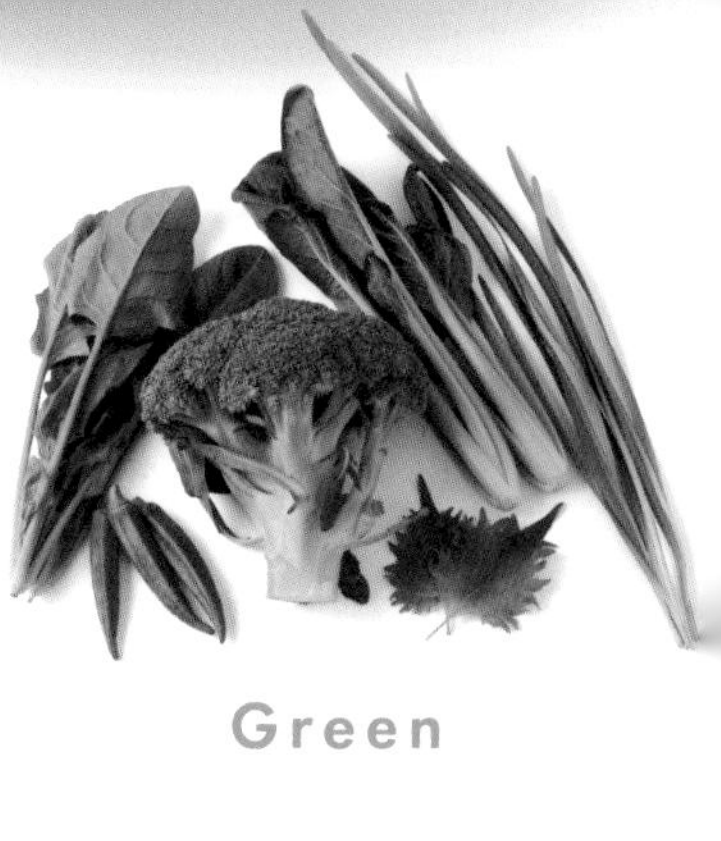

Green

# 発酵ラタトゥイユ

酒粕を使いコクとうま味が増し、栄養価・
食物繊維も増。消化吸収も助けてくれる。

**材料**(作りやすい分量)

トマト …… 4個
赤パプリカ …… 1/2個
玉ねぎ …… 1個
なす …… 2本
ズッキーニ …… 1本
えりんぎ …… 100 g
ピーマン …… 1個
にんにく …… 1片(15g)

A
- 酒粕 …… 50g
- 塩 …… 小さじ1
- こしょう …… 少々

玉ねぎ塩麹(または塩麹) …… 大さじ1〜2
オリーブオイル …… 大さじ3

**作り方**

1 玉ねぎとにんにくはみじん切り、トマトはざく切り、なす・えりんぎ・ピーマン・パプリカは一口大にざく切り、ズッキーニは1.5cm 位の角切りにする。
2 鍋にオリーブオイルとにんにくを入れて火にかけ、香りが出たらトマト以外の野菜を加え炒める。
3 全体に油が回り軽く火が通ったら、トマトとAを加え時々混ぜながら、フタをし弱火で15分ほど煮込む。
4 仕上げに玉ねぎ塩麹を加えて味を調整する。

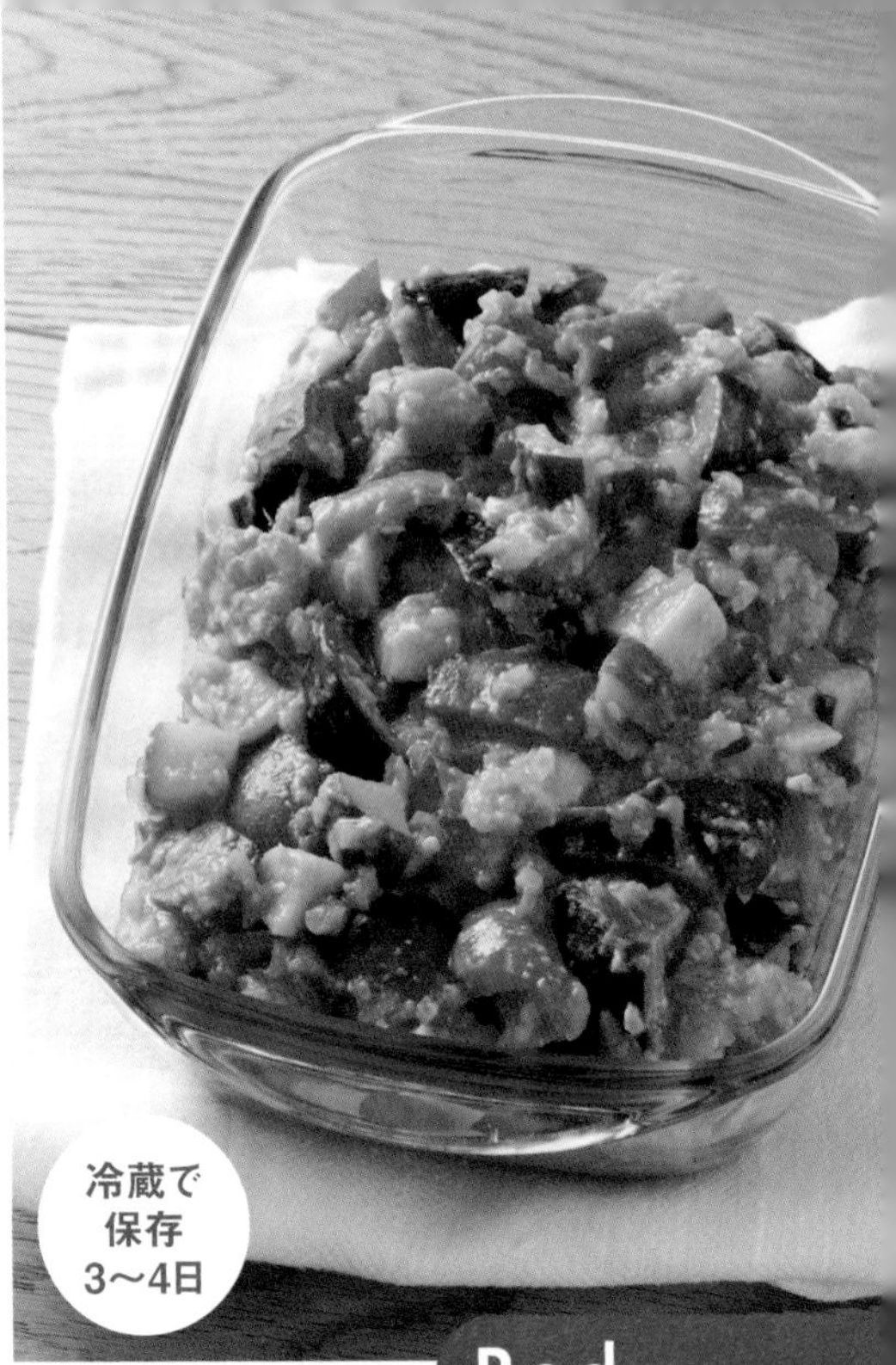


Red

# トマトの発酵冷製ソース

トマトのリコピンは抗酸化作用があり、
オリーブオイルの吸収を高める。

**材料**(作りやすい分量)

トマト …… 3個

A
- 塩麹 …… 小さじ3
- オリーブオイル …… 大さじ3
- バルサミコ酢 …… 小さじ2

塩・こしょう …… 各適量
バジル(お好みで) …… 適量

**作り方**

1 トマトは1 cm ほどの角切りにする。
2 トマトとAを合わせ、塩・こしょうで味を整える。
3 バジルをちぎって合わせたら、フタをして一晩室温に置いておく。
4 翌日冷蔵庫に移し保管。

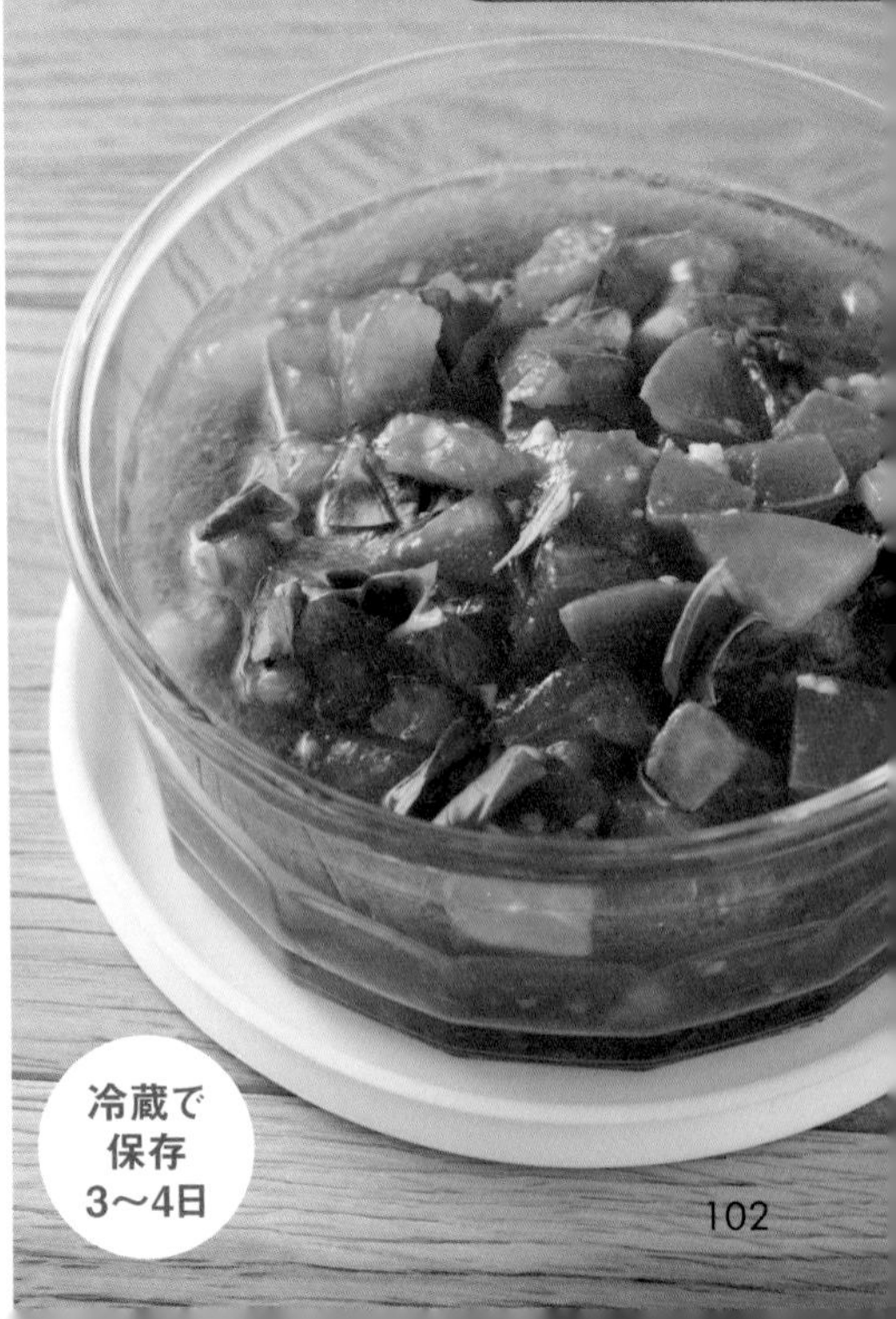

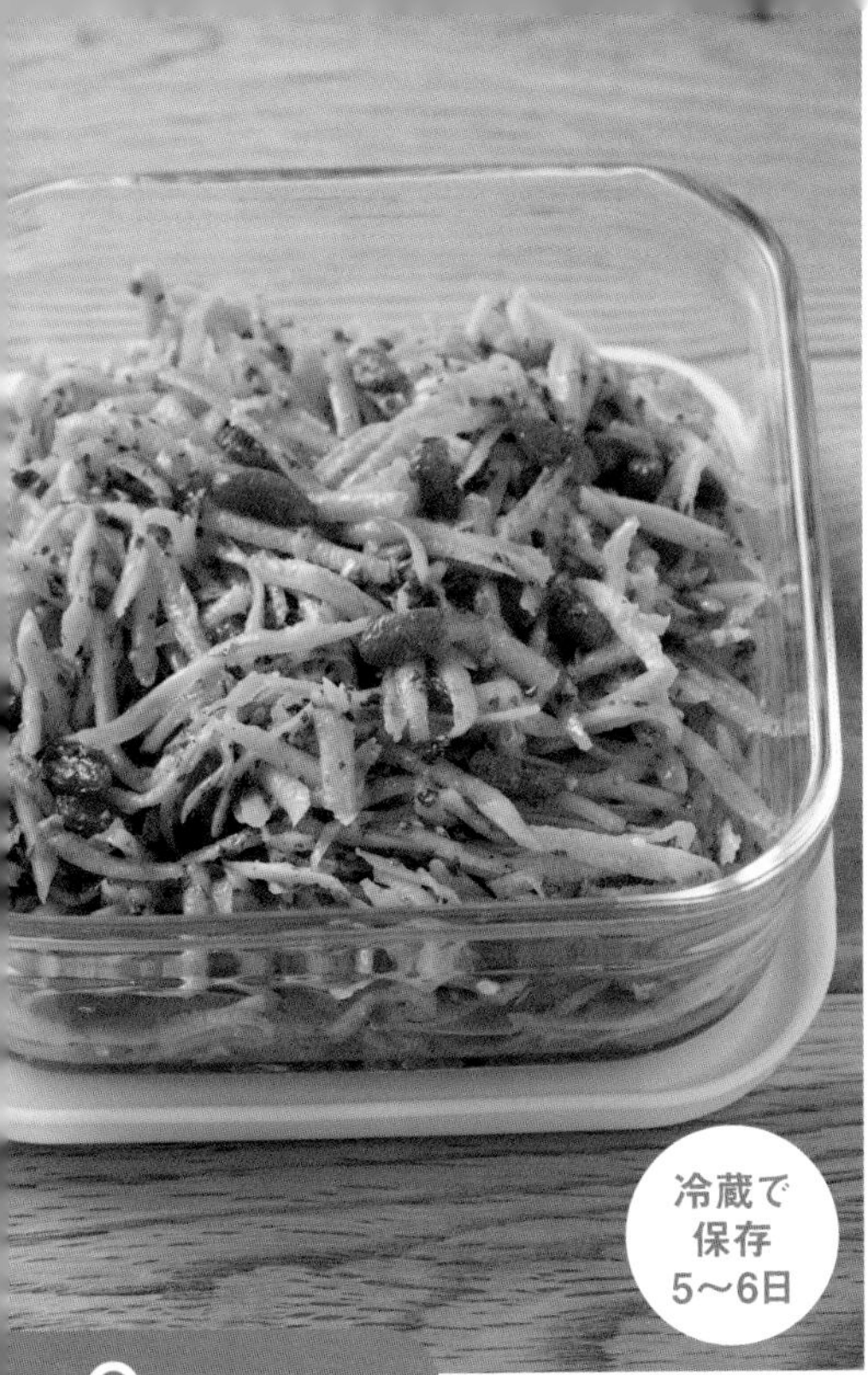


## 発酵にんじんラペ

豊富なβカロテンはオリーブオイルで
吸収率UP。塩麹でうま味も引き出される。

**材 料**（作りやすい分量）

にんじん……200g
オリーブオイル……80cc
塩麹……大さじ1
りんご酢（またはレモン汁）……大さじ2
クコの実……小さじ1
パセリ（みじん切り／お好みで）……大さじ3
カルダモン（お好みで）……少々

**作り方**

1 にんじんは千切りにする（しりしり器がおすすめ）。
2 1と塩麹、オリーブオイルを加え混ぜ合わせる。
3 りんご酢、クコの実を加え混ぜる。
4 お好みでパセリとカルダモンを加え混ぜたら、一晩室温で寝かせる。
5 翌日容器に移し冷蔵庫へ。

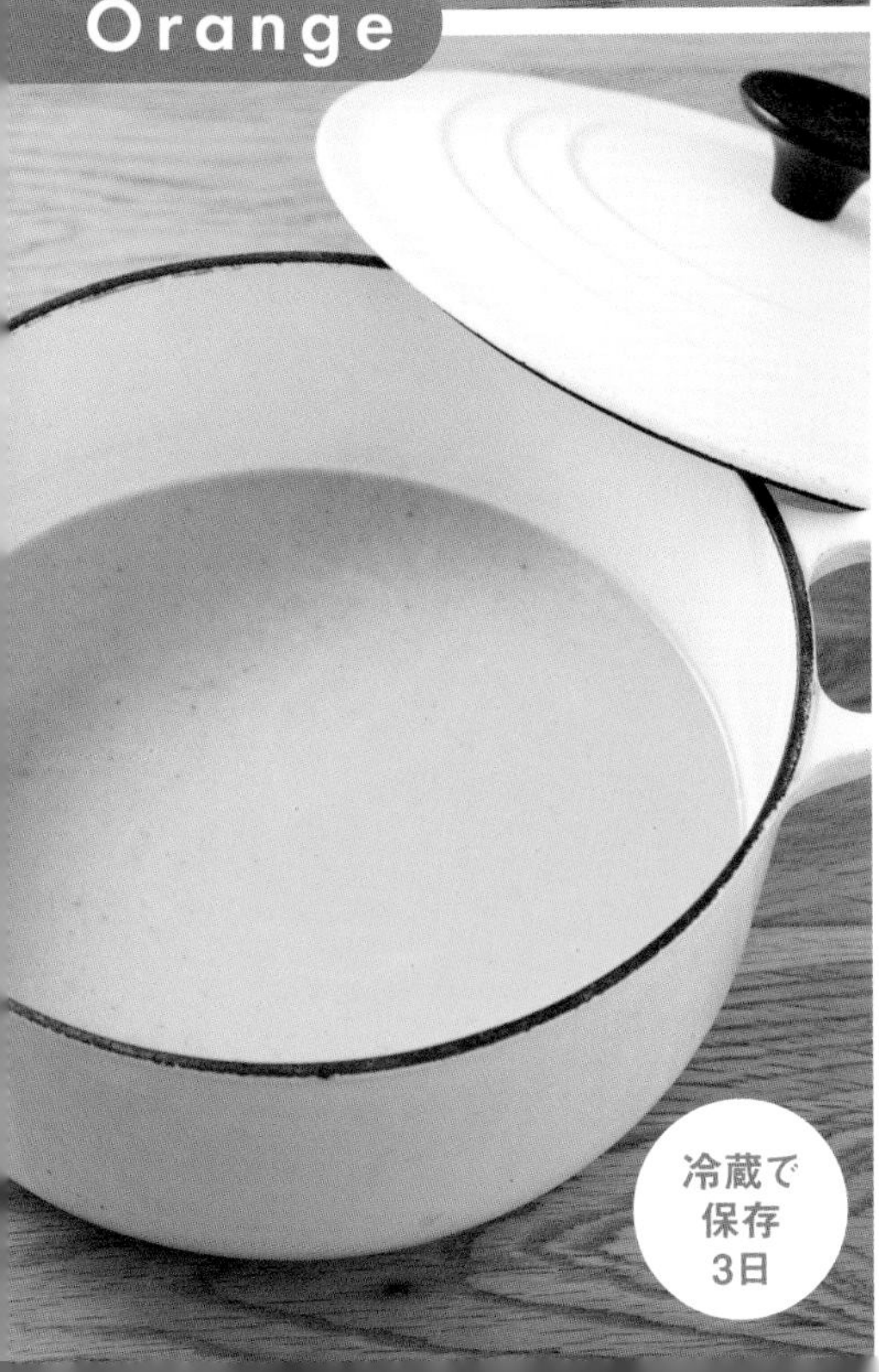


## かぼちゃのスープカレー

かぼちゃのβカロテンは肌や粘膜を潤す効果が。
皮ごと使えばビタミンEも摂取。

**材 料**（作りやすい分量）

かぼちゃ……250g
玉ねぎ……1/2個
水……200cc
豆乳（またはココナッツミルク）……300cc
玉ねぎ塩麹（または塩麹）……大さじ2
カレー粉……小さじ1
ナンプラー……大さじ1
塩・ブラックペッパー……各少々
香菜（みじん切り／お好みで）……適量

**作り方**

1 かぼちゃと玉ねぎは薄切りにして鍋に入れ、水を加え、フタをし火を通す（約10分）。
2 火を止め豆乳、カレー粉を加え、ブレンダーやミキサーなどでなめらかにする。
3 鍋に移し温めながら、ナンプラー、玉ねぎ塩麹、塩・こしょうで味を調える。
4 器に盛りお好みで香菜を散らす。

## ターメリックサラダ

ターメリックは抗酸化・抗炎症性があり、
ブラックペッパーが吸収を高める。

**材料**(作りやすい分量)

キャベツ…… 1/2個
(約500g位)
玉ねぎ…… 1/2個
にんじん…… 1/2本
りんご酢…… 大さじ1
塩麹…… 小さじ2
オリーブオイル
…… 大さじ2
ターメリック
パウダー
…… 小さじ1
塩
…… 小さじ1＋少々
ブラックペッパー
…… 少々

**作り方**

1 キャベツ、にんじんは細切り、玉ねぎは薄切りにする。
2 1をボウルに移し、小さじ1の塩をして混ぜそのまま置く。
しんなりしたら絞って水気を切る。
3 塩麹、オリーブオイル、ターメリックパウダー、りんご酢を加えて混ぜ合わせる。
4 塩、ブラックペッパーで味を調整する。

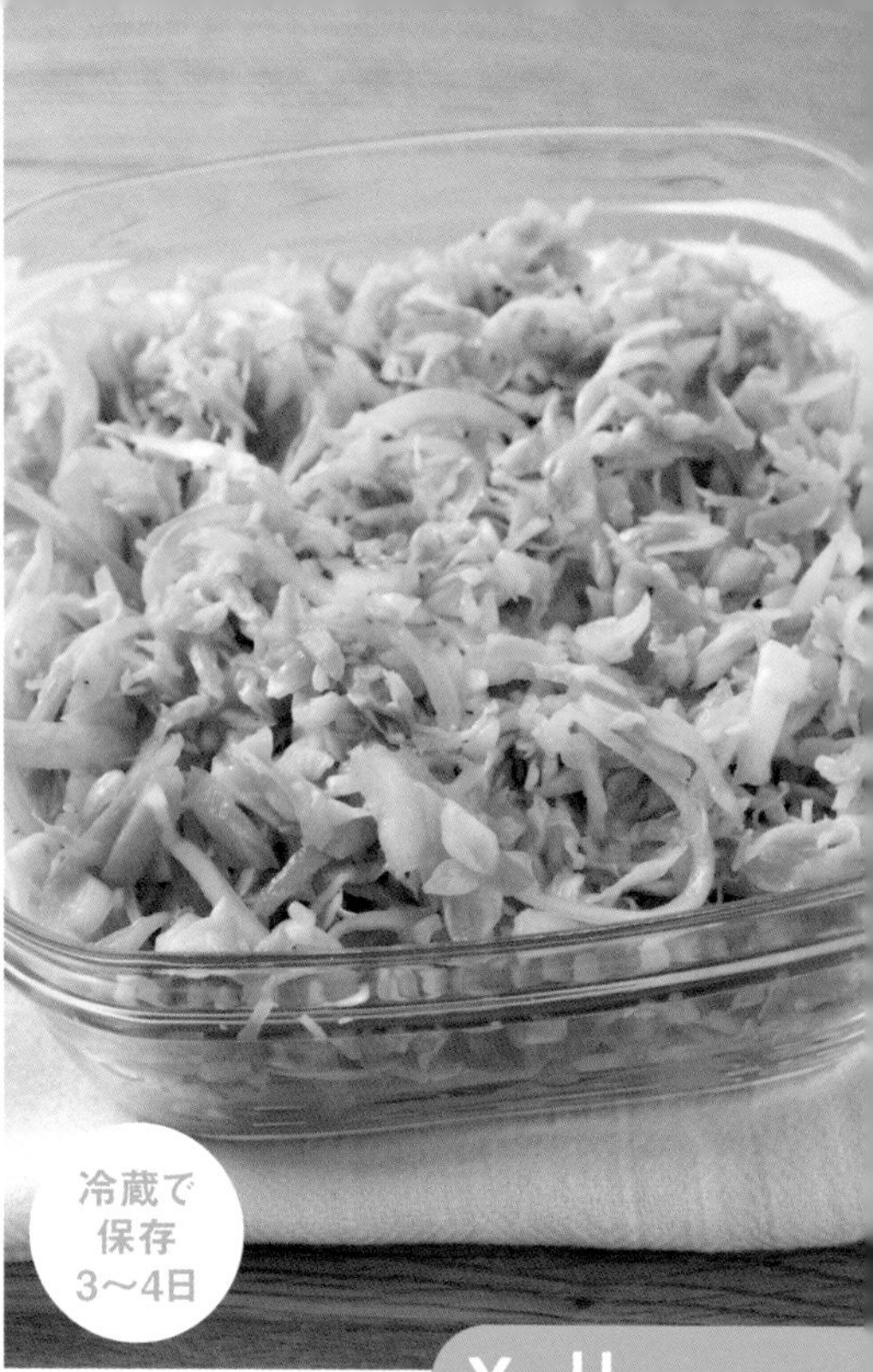


Yellow

## パプリカと大根の塩麹マリネ

黄色パプリカはビタミンCとルテイン、
カロテノイドが豊富。オイルで吸収率UP。

**材料**(作りやすい分量)

パプリカ(オレンジ・黄)
…… 各1個
大根(あれば紅芯大根)
…… 100g
レモン…… 1/2個
塩麹…… 小さじ2
オリーブオイル
…… 大さじ2
ブラックペッパー
…… 少々
はちみつ(お好みで)
…… 少々

**作り方**

1 パプリカは食べやすい大きさ(1.5cm 幅位)のくし切り、大根は拍子切りにする。
2 レモンは輪切りにし4等分に切る。
3 パプリカは、サッと熱湯にくぐらせ水を切ったら熱いうちに塩麹、オリーブオイル、ブラックペッパーと合わせる。お好みではちみつ少々を加えても良い。
4 このまま置いて味をなじませ完成。

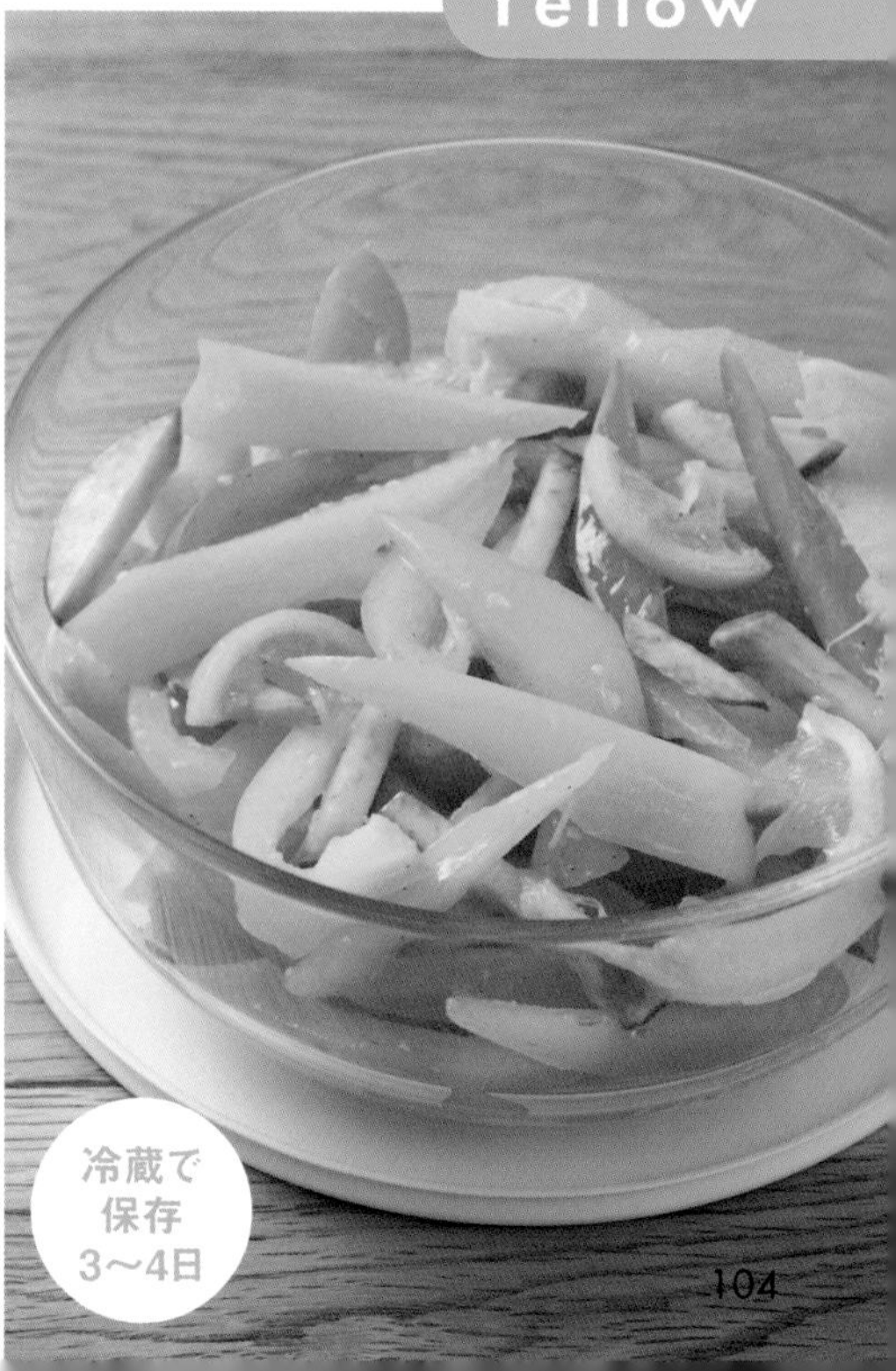

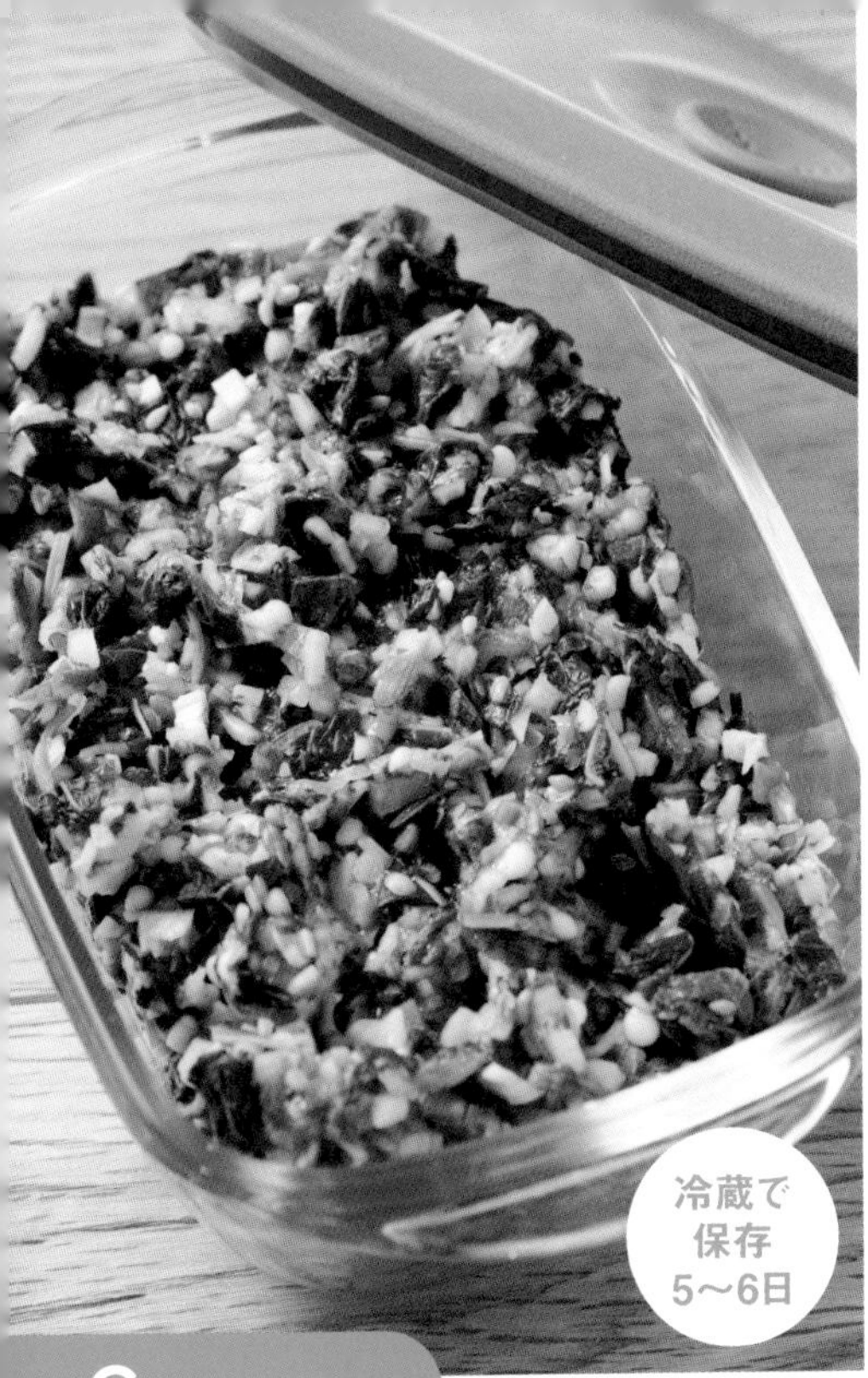


## 香味ねばねば野菜

整腸効果のある水溶性食物繊維と
βカロテン、カルシウムが豊富。

**材 料**(作りやすい分量)

オクラ……1袋
モロヘイヤ……1袋
大葉……10枚
しょうが……1片(15g)
みょうが……1パック(3個位)
白いりごま
……小さじ1
醤油麹
……小さじ1〜2

**作り方**

1 オクラは生のままヘタを取ってみじん切り、モロヘイヤはさっとゆで、冷水に取ったらザルにあげ水が切れたら、あらめのみじん切りにする。
2 青じそ、みょうが、しょうがもみじん切りにする。
3 1と2、ごまを混ぜ合わせ、醤油麹で仕上げる。
※お好みで納豆を加えてもおいしい。

Green

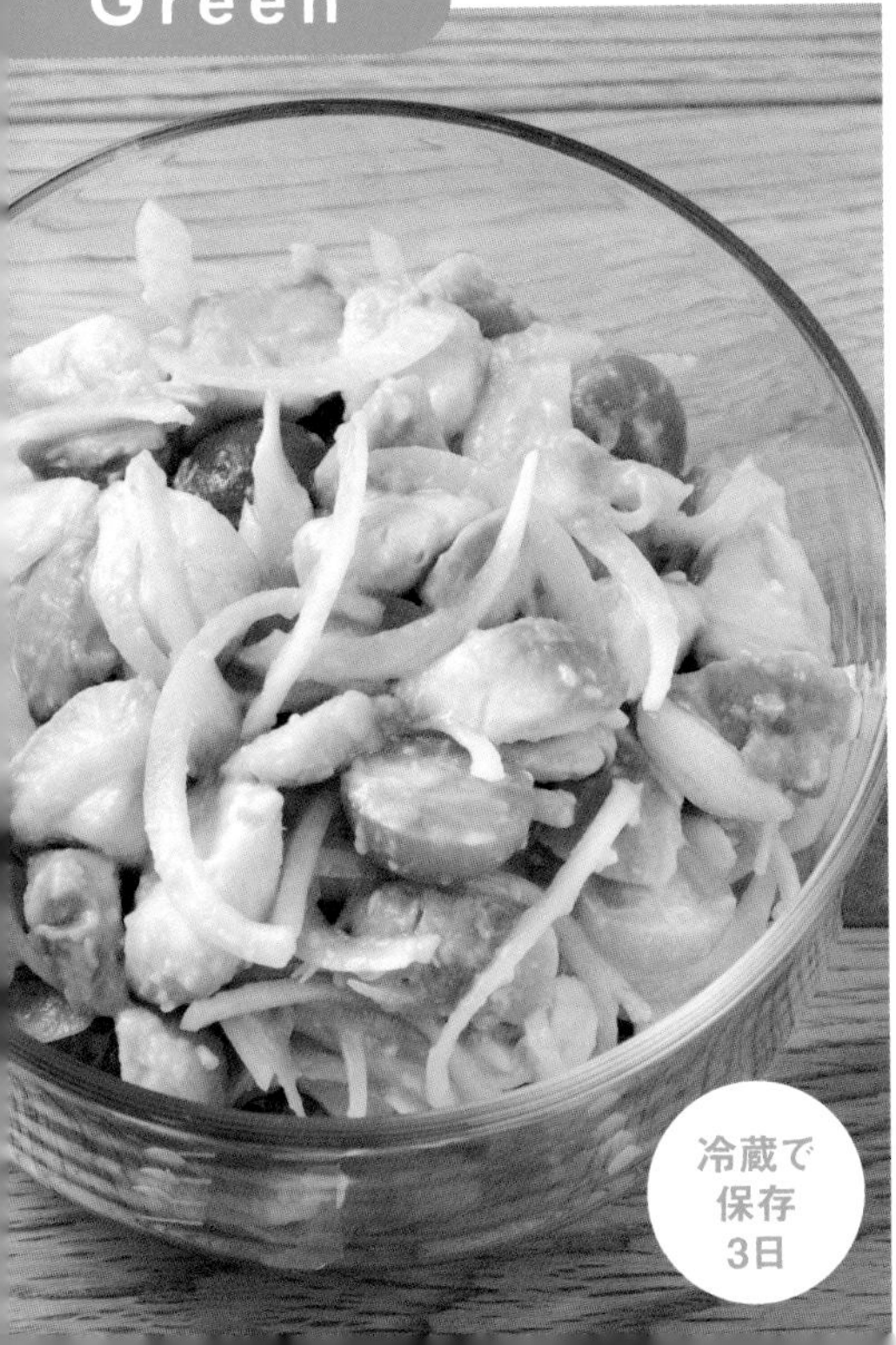


## アボカドのサラダ

アボカドの不飽和脂肪酸は、オリーブ
オイルと一緒に摂ると吸収力UP。

**材 料**(作りやすい分量)

アボカド……1個
玉ねぎ……1/2個
プチトマト……6個
レモン汁
(りんご酢でも可)
……大さじ1
オリーブオイル
……大さじ1
塩麹
……小さじ1
(塩ひとつまみでも可)

**作り方**

1 アボカドは皮と種を取り除き一口大に切る。
2 玉ねぎは薄切り、プチトマトは半分または4等分に切る。
3 1と2、オリーブオイルとレモン汁を合わせ塩麹で味を調える。

## にらのチャンプルー

にらは緑黄色野菜の中でもβカロテンがトップクラス。ビタミン類も豊富。

**材料**（作りやすい分量）

にら……1束
玉ねぎ……小1個
生きくらげ……50g
（または乾燥きくらげ5g）
にんにく……1片（15g）
太白ごま油……大さじ1
塩麹または醤油麹……適量

**作り方**

1 にらは4～5cmに切り、玉ねぎはやや厚めの薄切りにする。にんにくはみじん切り、きくらげはざく切りにする。
2 フライパンに太白ごま油、にんにくを入れ火にかけ、香りが出たら、にら、玉ねぎ、きくらげを加え炒める。
3 塩麹または醤油麹を味をみながら加え火を止める。

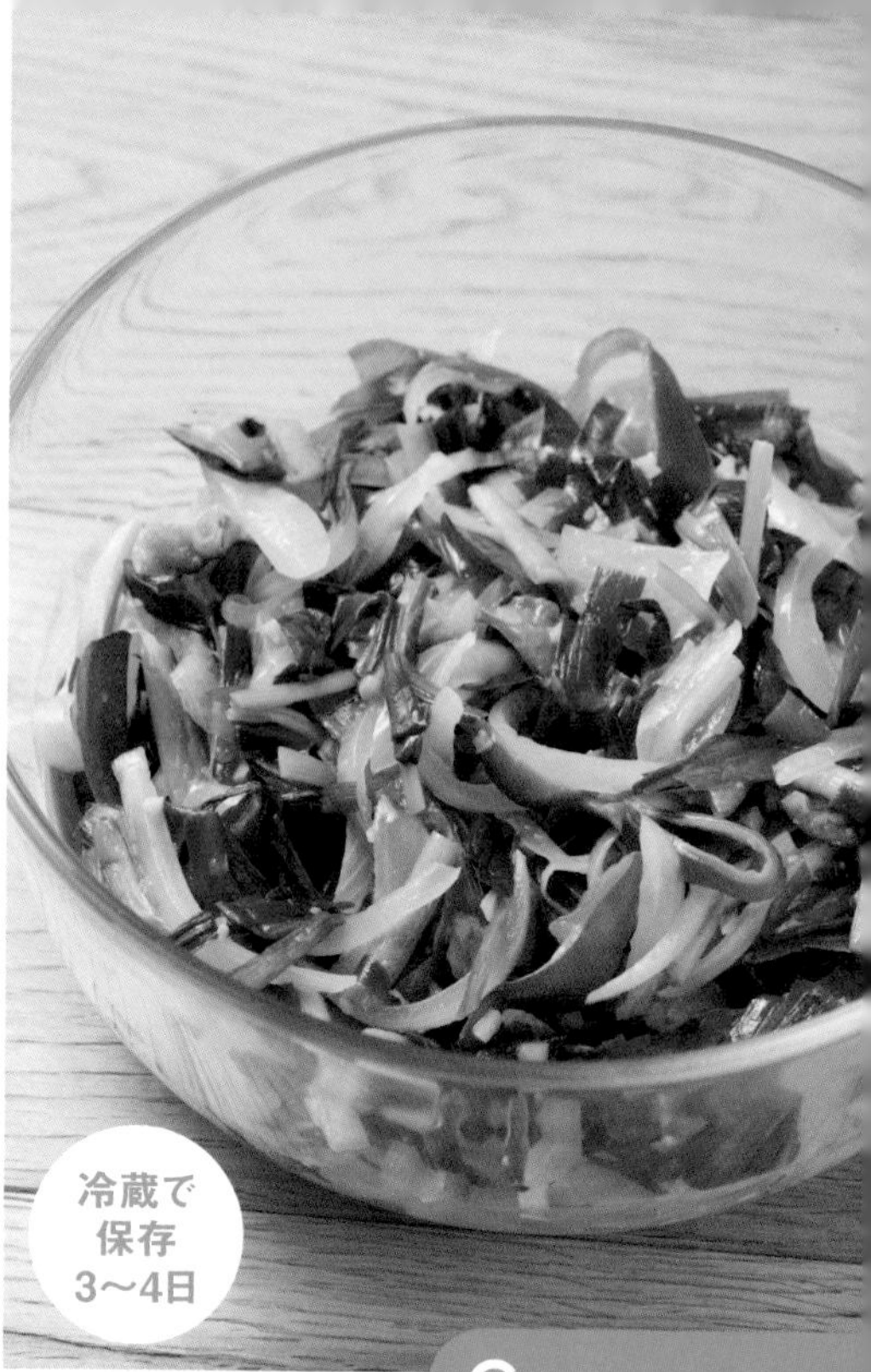


Green

## 小松菜と油揚げの炒め煮

小松菜に含まれる緑の色素成分クロロフィルは、強い抗酸化作用を持つ。

**材料**（作りやすい分量）

小松菜……1束（200～300g）
油揚げ……1枚
ちりめんじゃこ……大さじ1
くるみ……4粒
白いりごま……適量
しょうが……1片（15ｇ）
醤油麹……大さじ1
醤油……小さじ1
みりん……大さじ1/2
大白ごま油……大さじ1

**作り方**

1 小松菜は1～2cm幅に切る。油揚げも小松菜の大きさに合わせ切る。しょうがは、みじん切りにする。
2 フライパンに太白ごま油、しょうがを入れて熱する。
3 いりごまと調味料以外の材料を加え炒める。
4 醤油、みりんで味付けし、最後に醤油麹で味を調え火を止める。

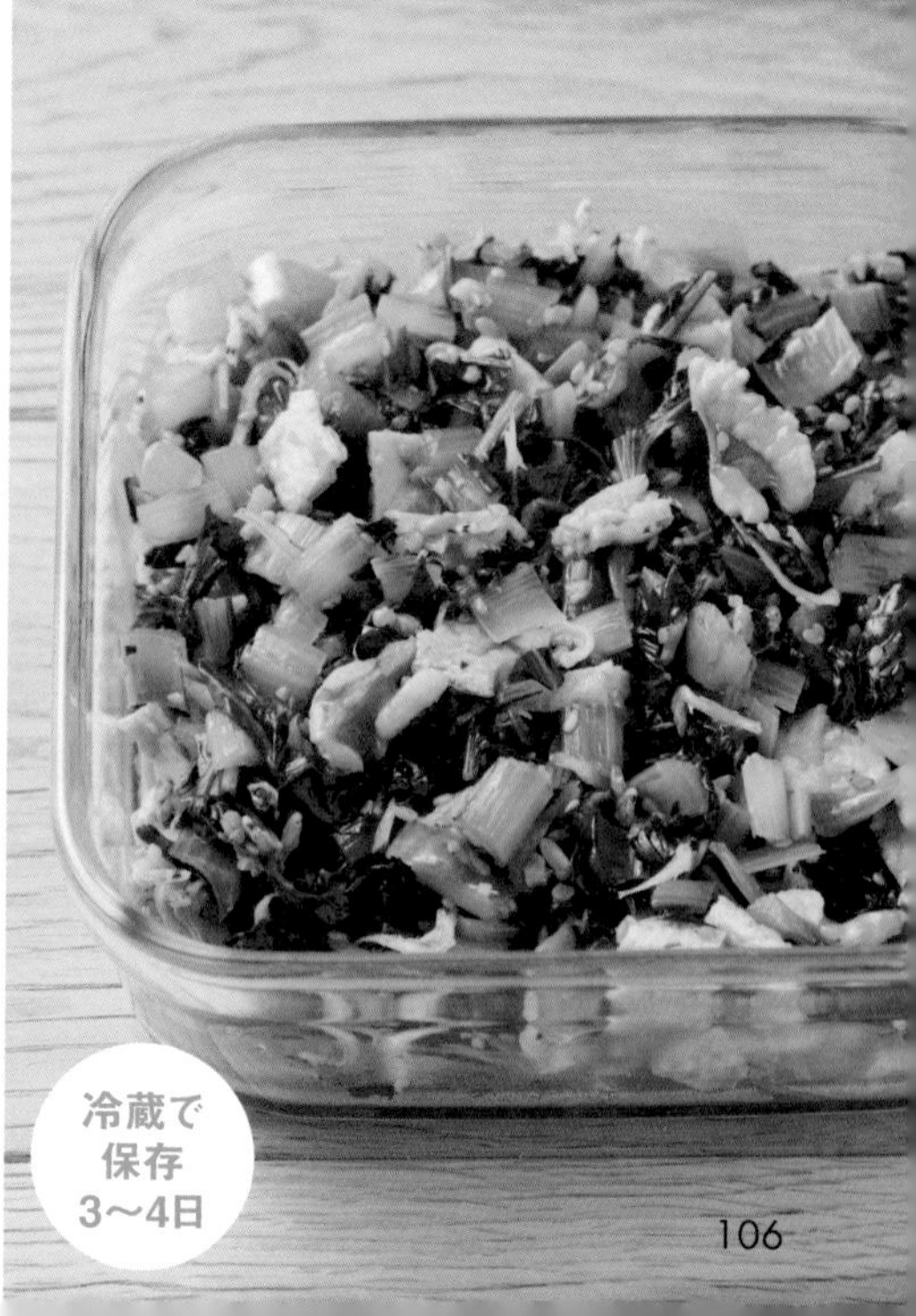

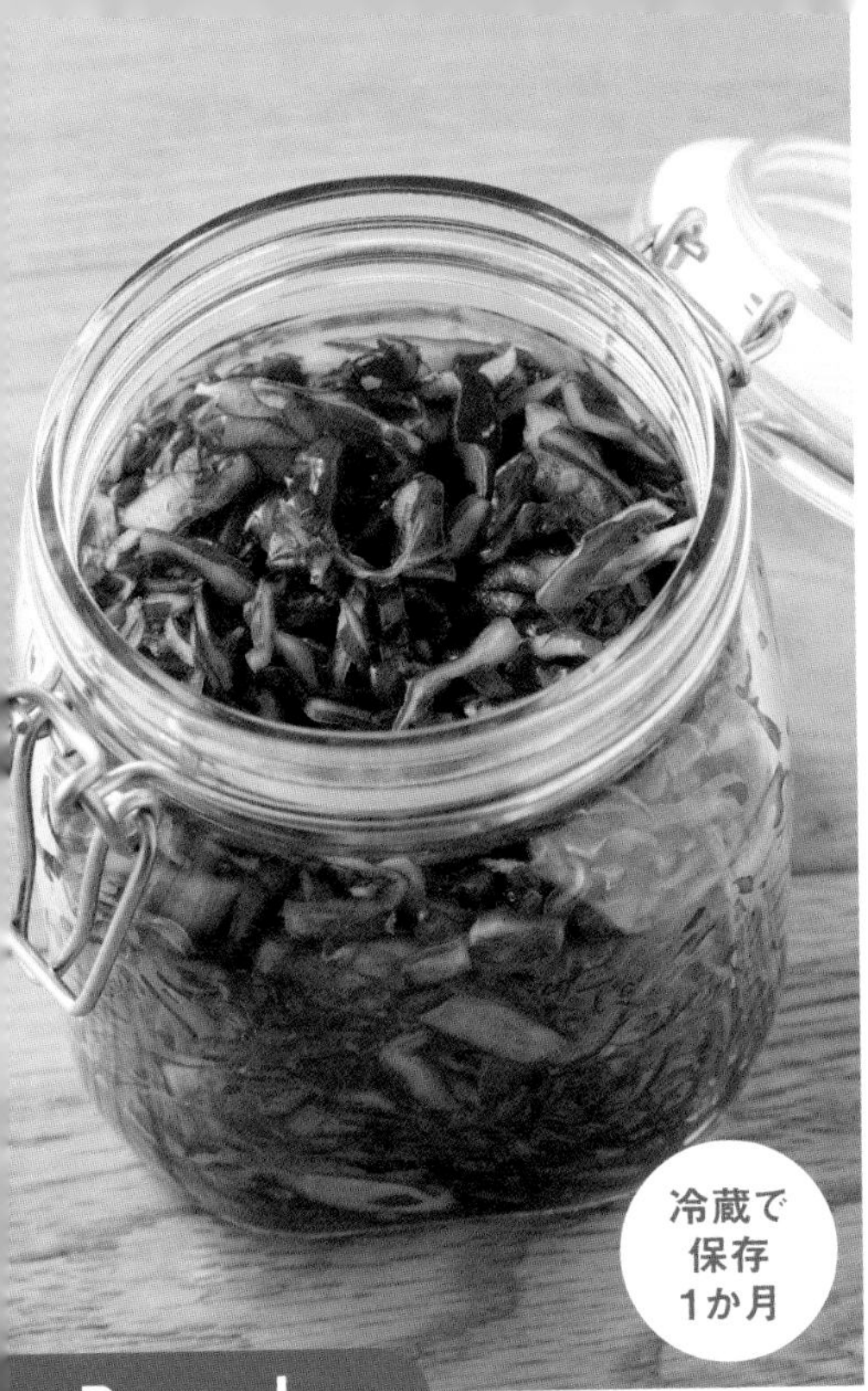


## ザワークラウト

紫色アントシアニンはポリフェノールの一種、活性酸素を取り除く抗酸化物質。

**材 料**(作りやすい分量)

紫キャベツ(せん切り)…… 500g
塩 …… 小さじ2

**作り方**

1 大きめのボウルに紫キャベツと塩を入れて合わせ、しんなりするまでよく手で揉む。
2 清潔な容器に汁ごと移し、表面が空気に触れないようにキャベツの外葉を押し付ける。容器にフタをして、常温で3～4日置く。
3 酸味が出てきたら乳酸発酵の合図、冷蔵庫に移し保存する。
※仕込む際に鷹の爪を入れると防腐効果あり。お好みでディルやクミンシードを入れるとキャベツの青臭さが消えます。

Purple

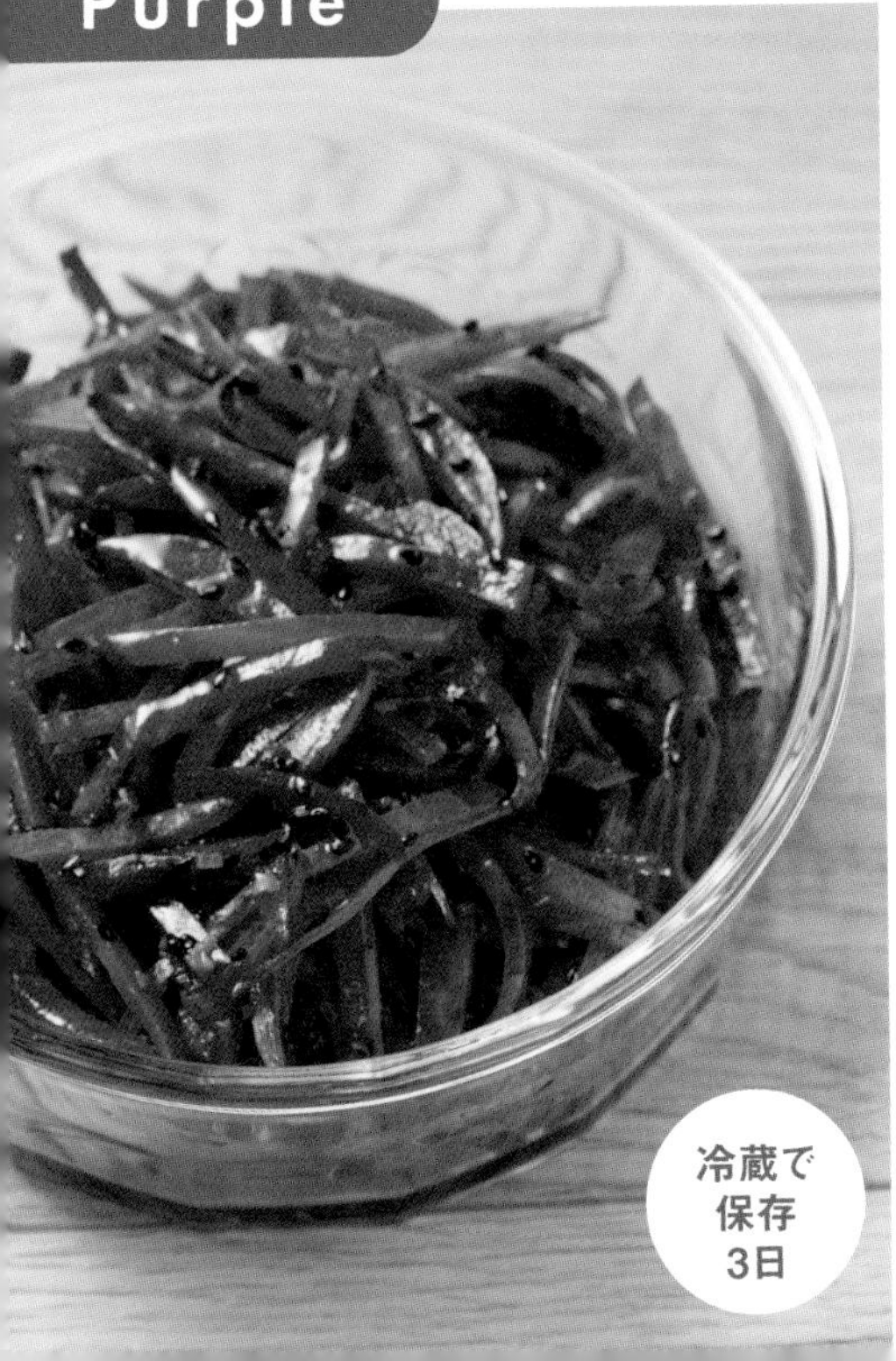


## ビーツのきんぴら

ビーツの赤紫には還元作用があり、ミネラルやビタミン、食物繊維が豊富。

**材 料**(作りやすい分量)

ビーツ …… 1個
塩麹 …… 小さじ1
酒 …… 少々
ココナッツオイル(無香)…… 大さじ1
黒いりごま …… 大さじ1

**作り方**

1 ビーツを皮つきのまま細切りにする。
2 ココナッツオイルで炒め、酒と塩麹で味を調える。
3 いりごまをふる。

## 新玉ねぎのピクルス

玉ねぎには善玉菌が喜ぶオリゴ糖がたっぷり。お酢で疲労回復効果もUP。

**材料**（作りやすい分量）

新玉ねぎ（玉ねぎでもOK）……400g
塩麹……大さじ4
りんご酢……大さじ4
ローリエ……1枚
黒粒こしょう……3〜4粒

**作り方**

1 玉ねぎは薄くなりすぎないように4mmほどの厚さに切る（くし切り）。
2 すべての材料を清潔な容器に入れフタをする。
3 そのまま一晩置き味をなじませる。

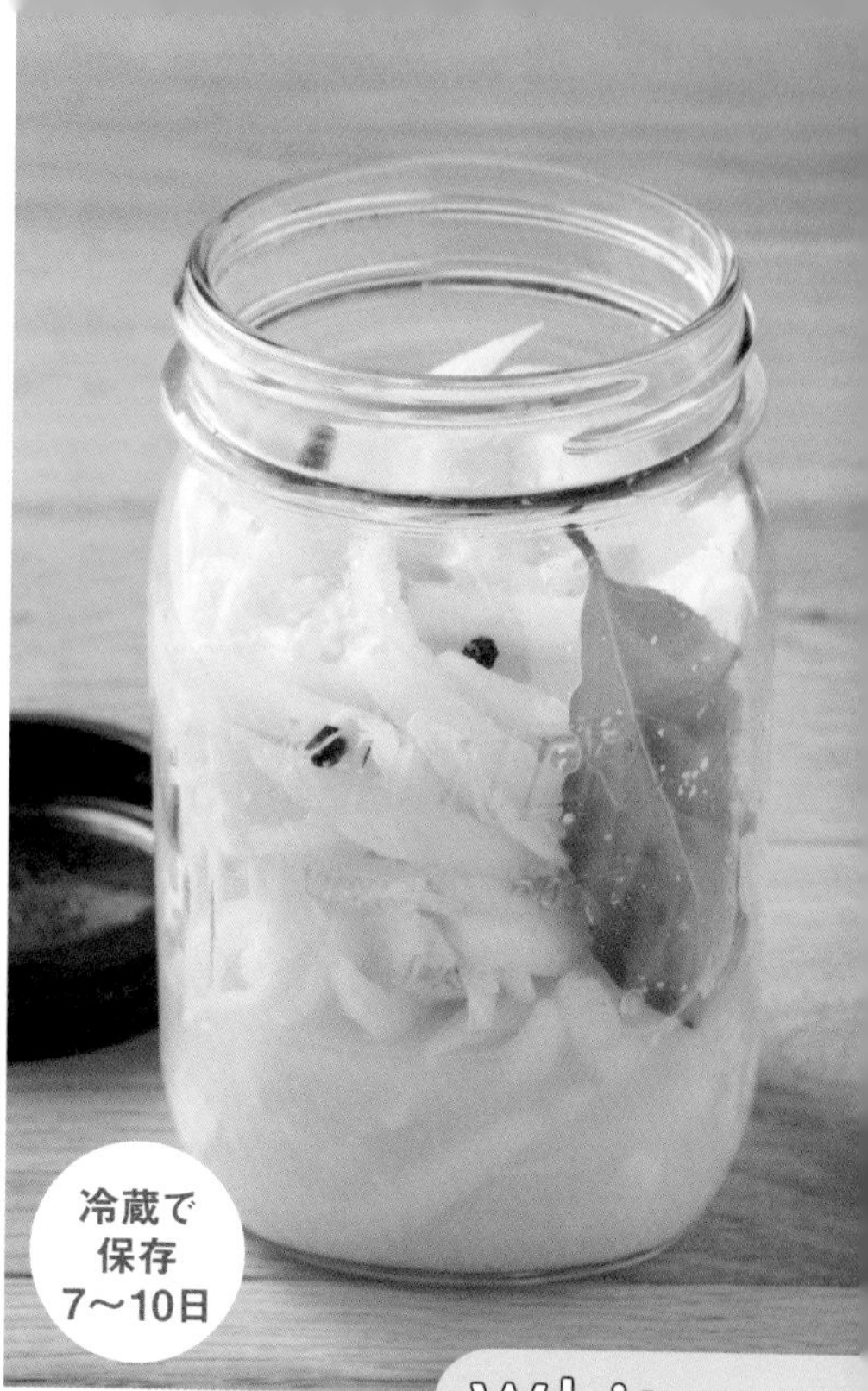


White

## 切り干し大根の塩麹ナムル

切り干し大根は、うま味・栄養も凝縮されている。食物繊維も豊富。

**材料**（作りやすい分量）

切り干し大根……60g
塩麹……大さじ1
ごま油……小さじ2
りんご酢……大さじ1強
白いりごま……大さじ1

**作り方**

1 切り干し大根は良くほぐしながら水で洗いザルにあげておく。
2 もどした切り干し大根は食べやすいように切っておく。
3 塩麹、ごま油、りんご酢を加え、いりごまをふり、味がなじむまで置く。

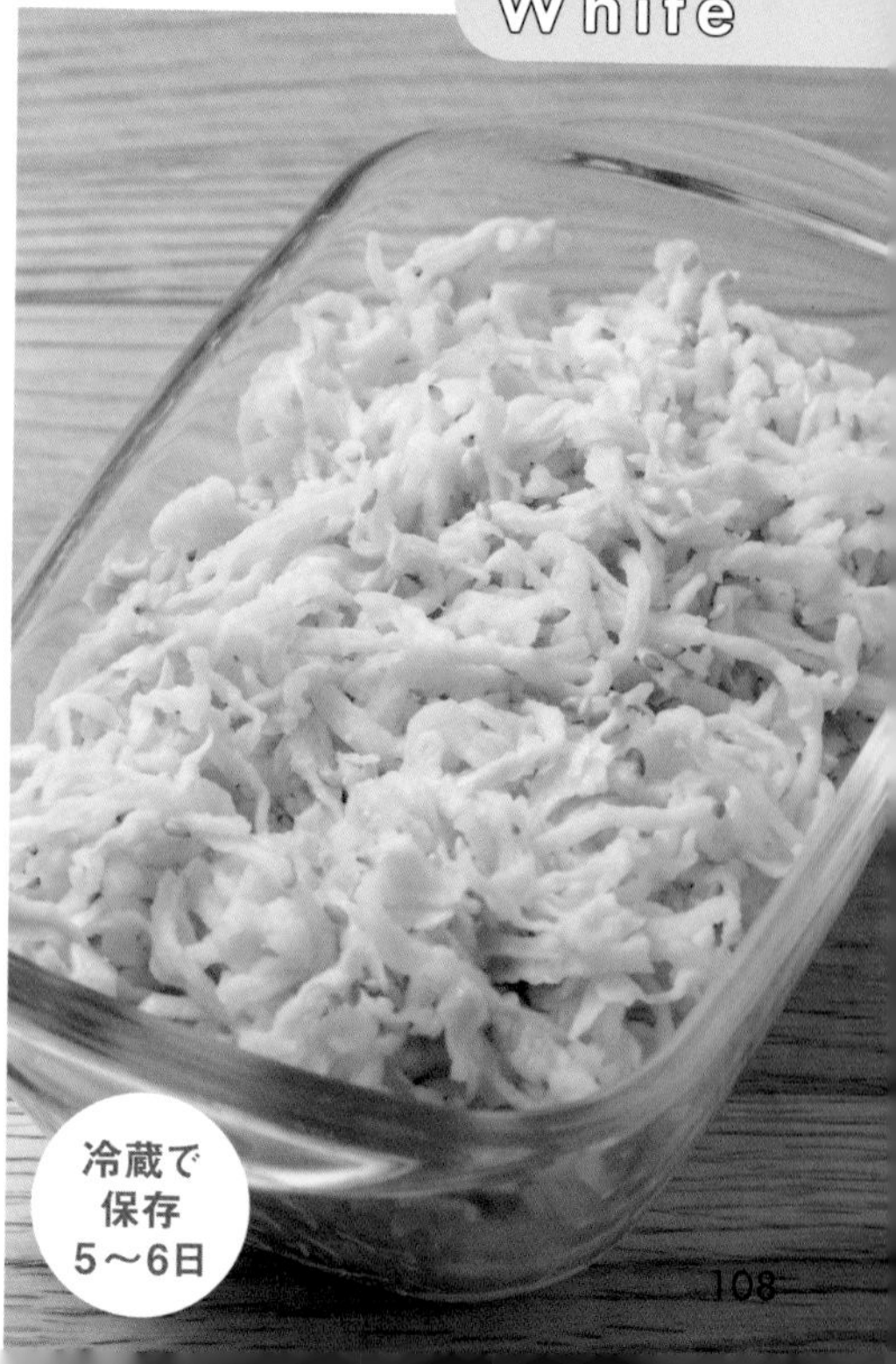

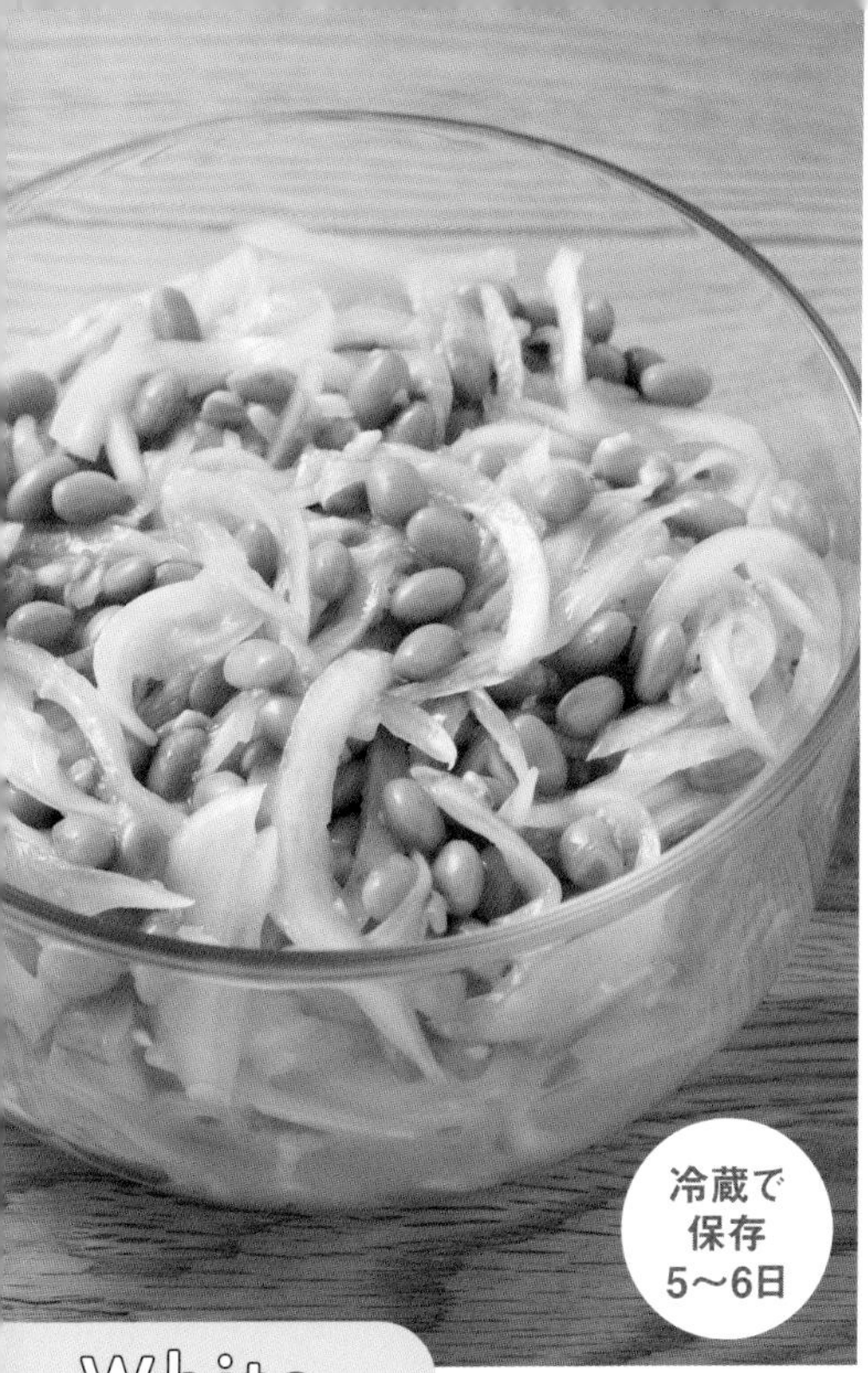


## 玉ねぎ納豆

玉ねぎと納豆は、腸が喜ぶ最高の組み合わせ。便秘解消に毎日摂ると良い。

**材料**（作りやすい分量）

玉ねぎ（大）1個
納豆……3パック
醤油麹……大さじ1と1/2
甘麹……大さじ1

**作り方**

1 玉ねぎは縦に薄切りにする。
2 すべての材料を混ぜ合わせ、冷蔵後にストックしておく。
3 毎日少しずつ１週間以内で食べ切る。

White

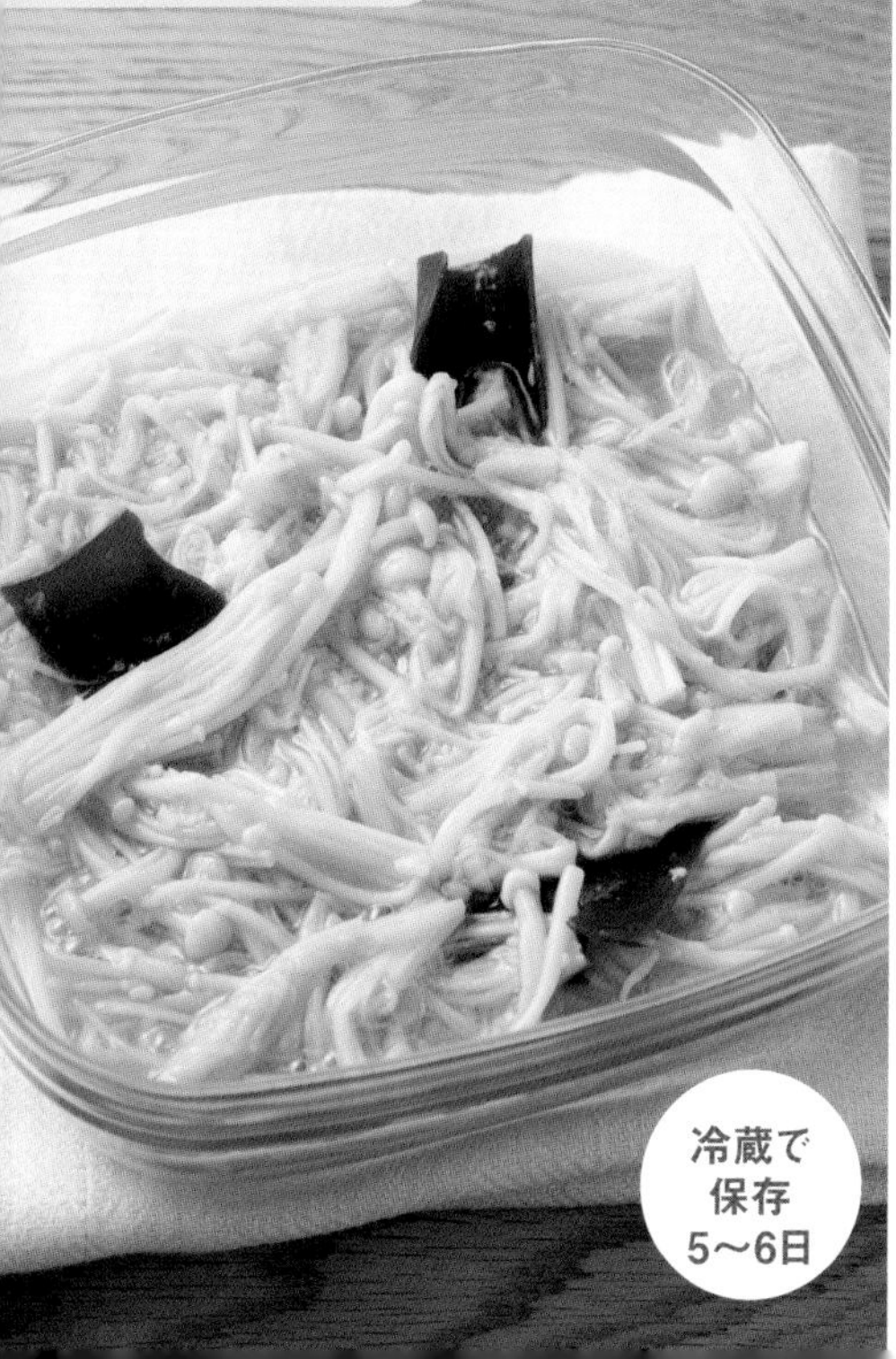


## 発酵なめたけ

ビタミンやミネラル、食物繊維豊富なえのきだけを毎日手軽に摂れる。

**材料**（作りやすい分量）

えのきだけ……3パック（300g）
A
酒……大さじ3
本みりん……60cc
昆布（2〜3等分に切る）……5cm
塩麹……大さじ3
塩……小さじ1

りんご酢……大さじ1/2

**作り方**

1 えのきだけは、石づきを取り半分に切りほぐしておく。
2 水100cc（分量外）とAを鍋に入れて火にかけ、沸いたところに1を加え火を通す。
3 りんご酢を加えて混ぜたら火を止める。
4 清潔な容器に移しあら熱が冷めたら冷蔵庫で保存。

## もやしときのこの発酵ナムル

もやしとえのきだけで、水溶性食物繊維と不溶性食物繊維がおいしく摂れる。

**材料**（作りやすい分量）

えのきだけ（お好みのきのこ類で可）……1袋（100g）
もやし……1袋（250g）
Ⓐ
- 塩麹……大さじ1と1/2
- ごま油……大さじ1
- 白いりごま……小さじ1
- にんにく（すりおろし／お好みで）……少々

**作り方**

1 えのきだけは石づきを取りほぐしながら鍋に入れ、少量の水（分量外／大さじ1位）を加えフタをして、火にかけサッと火を通す。
2 もやしはさっとゆでてザルにあげ水を切っておく。
3 1の鍋に2とAを加え混ぜ合わせる。

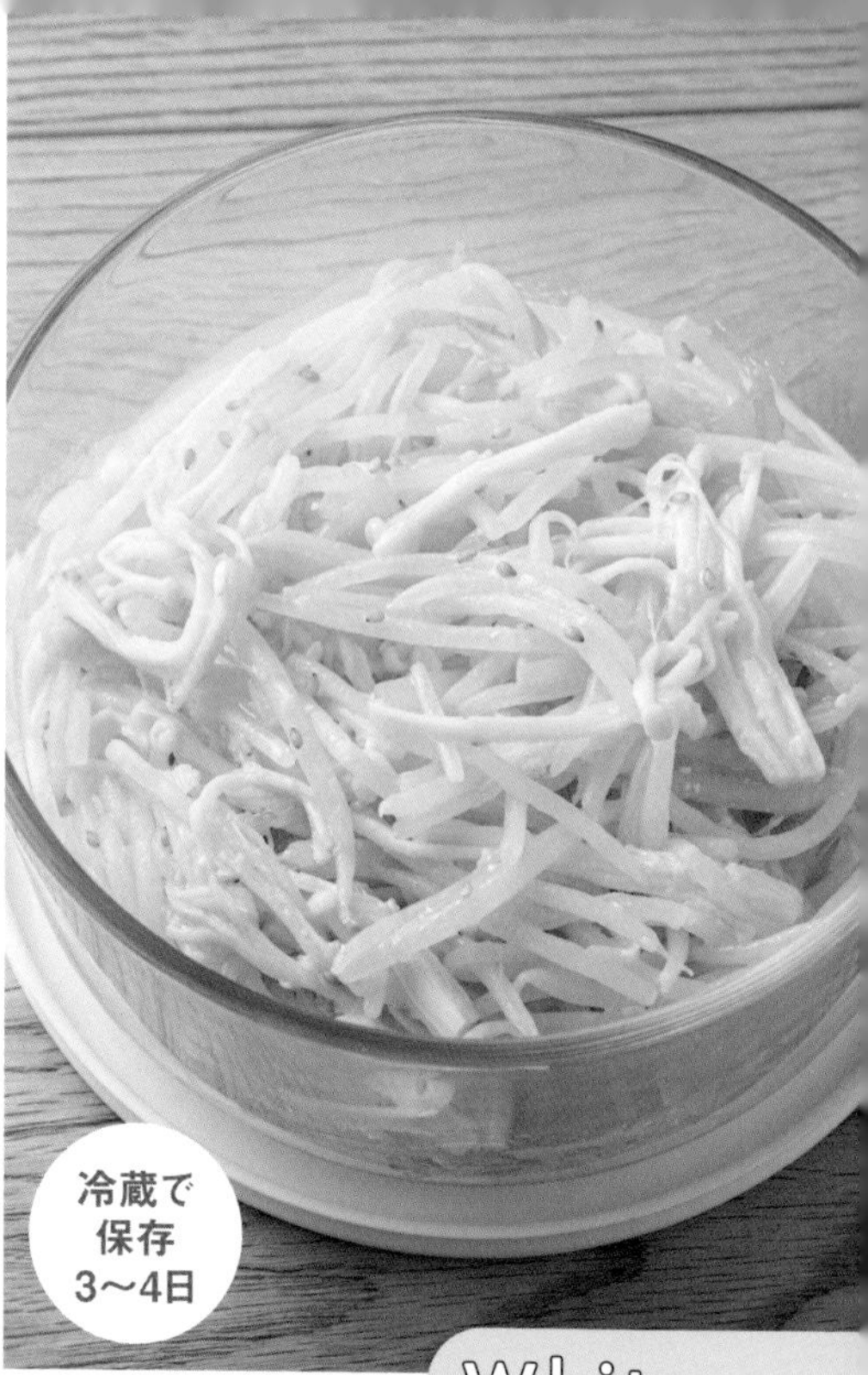


White

## きのこのマリネ

ビタミン、ミネラル、食物繊維豊富なきのこを使った、腸が喜ぶ常備菜。

**材料**（作りやすい分量）

きのこ類（しいたけ、しめじ、えのきだけ、えりんぎなど）
合わせて……400g
にんにく（薄切り）……1片（15g）
鷹の爪（種を抜く）……1本
オリーブオイル……大さじ3
Ⓐ
- 醤油……50cc
- みりん……大さじ3
- 酒……大さじ3
- 酢……大さじ1

ごま油……小さじ1

**作り方**

1 しいたけは一口大、えりんぎは長さ半分か3等分に切り手で裂いておく。しめじとえのきだけは石づきを取りほぐしておく。
2 フライパンにオリーブオイルとにんにくを入れ火にかけ、1と鷹の爪を入れしんなりするまで炒める。
3 Aを加え、最後に香りづけにごま油をかけ火を止める。

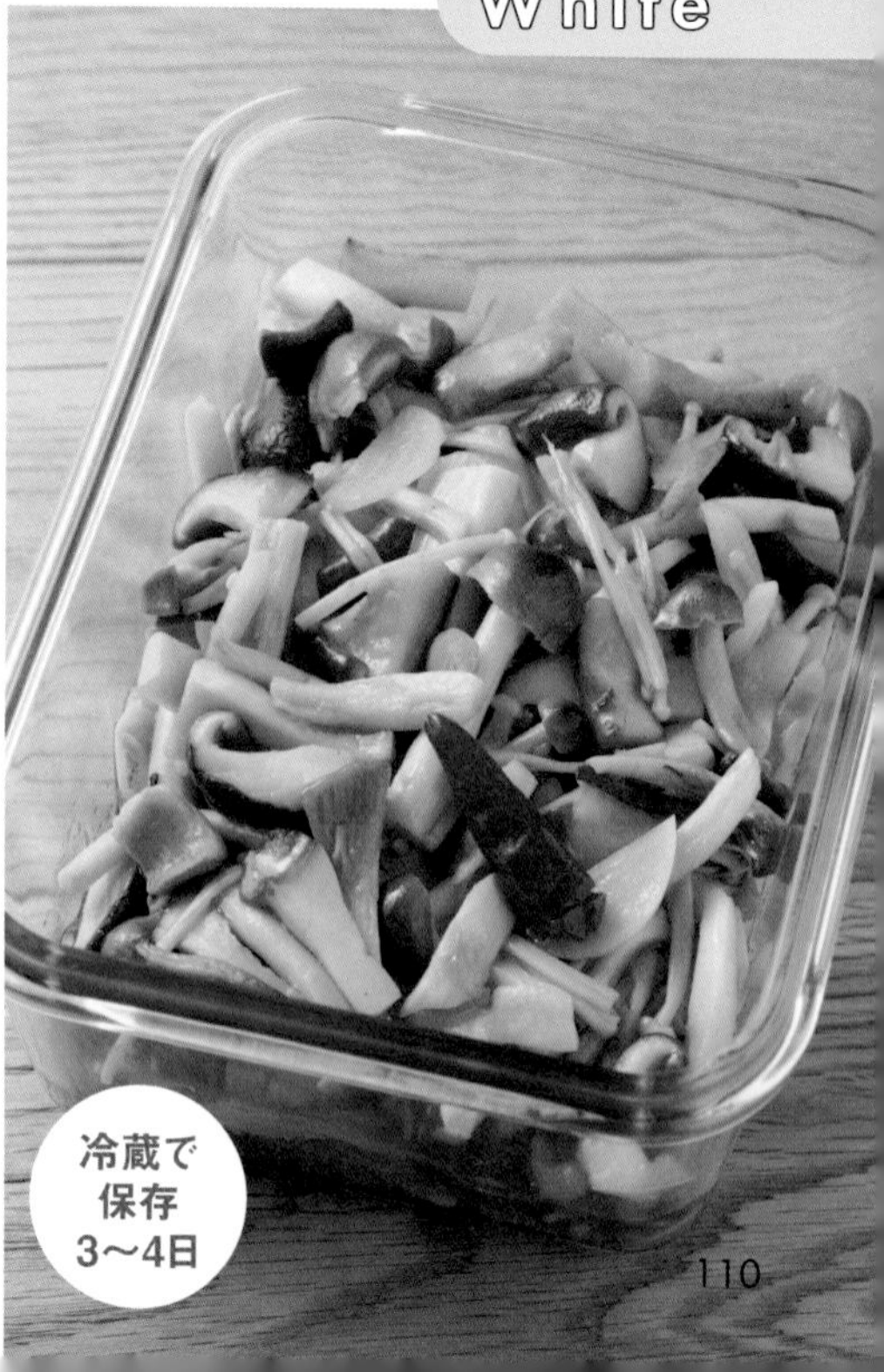

# 作り置き ON で一品が完成

卵や豆腐などのたんぱく質の食材に野菜の作り置きをトッピングするだけで、
満足できる副菜が完成します。
特に、ゆで卵、豆腐、厚揚げは、常備しておくと便利です。

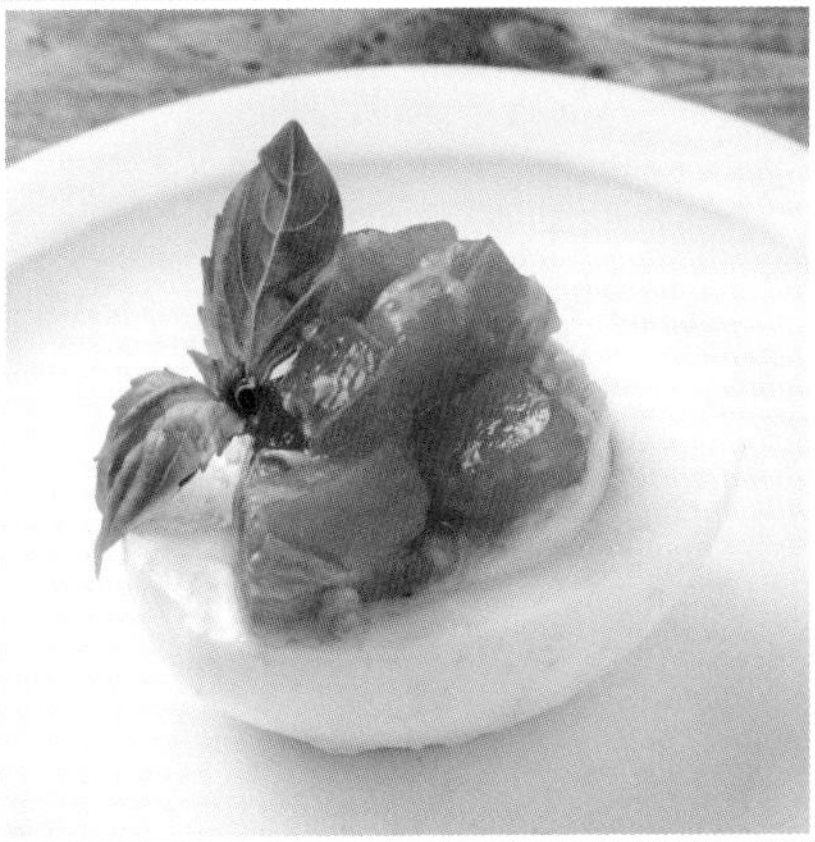

## ゆで卵
＋
## トマトの発酵冷製ソース

P.102

ゆで卵の淡白な味に、トマトのうま味・バルサミコ酢の酸味がマッチ。卵の黄身に含まれるルテインもオリーブオイルが消化吸収UP。

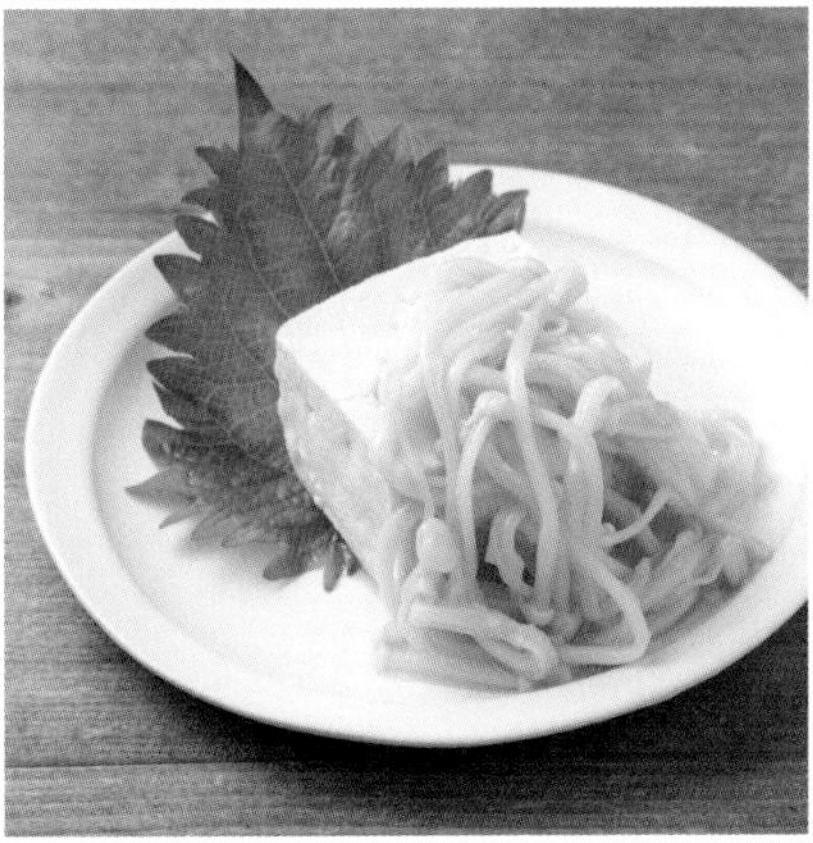

## 豆　腐
＋
## 発酵なめたけ

P.109

さっぱりした豆腐になめたけのコクのある味わい。えのきだけのミネラルと食物繊維が手軽に補えます。

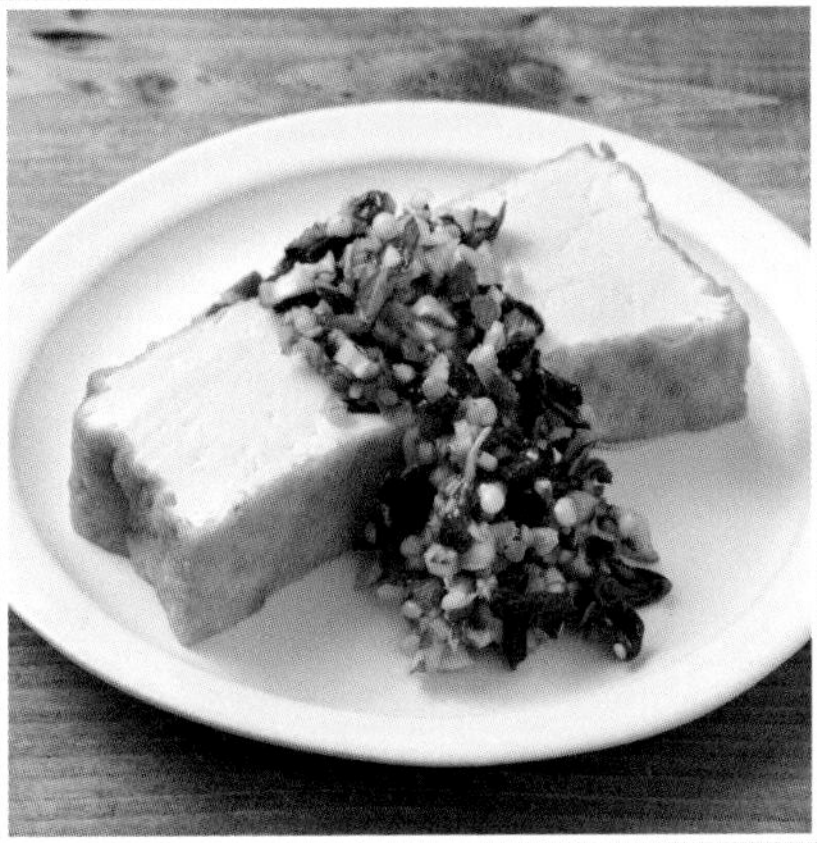

## 厚揚げ
＋
## 香味ねばねば野菜

P.105

厚揚げに、しょうがやみょうが、大葉の香味がおいしい。ねばねば成分は血糖値の上昇も抑えます。

# おすすめ 生&蒸し料理

食材は油を使って高温で加熱すると、炎症を誘発する錆の成分が発生しやすいため、
できるだけ生や蒸して食べるのがおすすめです。

## 青魚のカルパッチョ

青魚に含まれるDHAがオイルで吸収率アップ。
臭みも減って食べやすくなる。

**材料**（2人分）

アジ、イワシなどの
青魚（刺身）…… 2〜3尾分

A
- オリーブオイル …… 大さじ2
- バルサミコ酢 …… 大さじ1
- 玉ねぎ …… 1/4個
- パプリカ …… 1/6個
- プチトマト …… 2個
- 塩麹 小さじ …… 1
- ブラックペッパー …… 少々

玉ねぎスライス
…… 1/4個分
青みの野菜
（パクチーなど）
…… 適量

**作り方**

1. 玉ねぎ、パプリカ、プチトマトはみじん切りにする。
2. 1とAの調味料を混ぜ合わせる。
3. 玉ねぎスライスの上に刺身を盛り付け、2をかける。

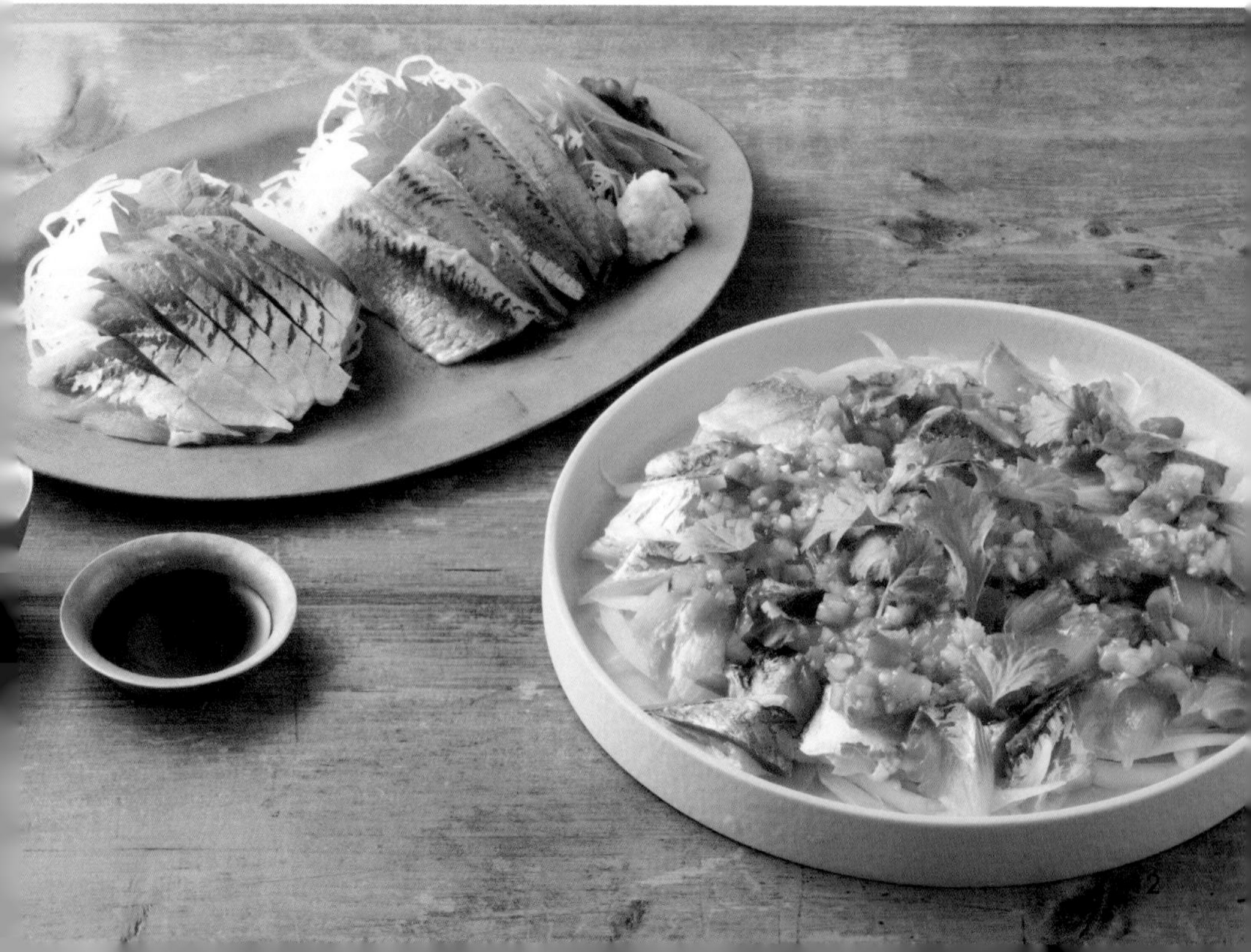

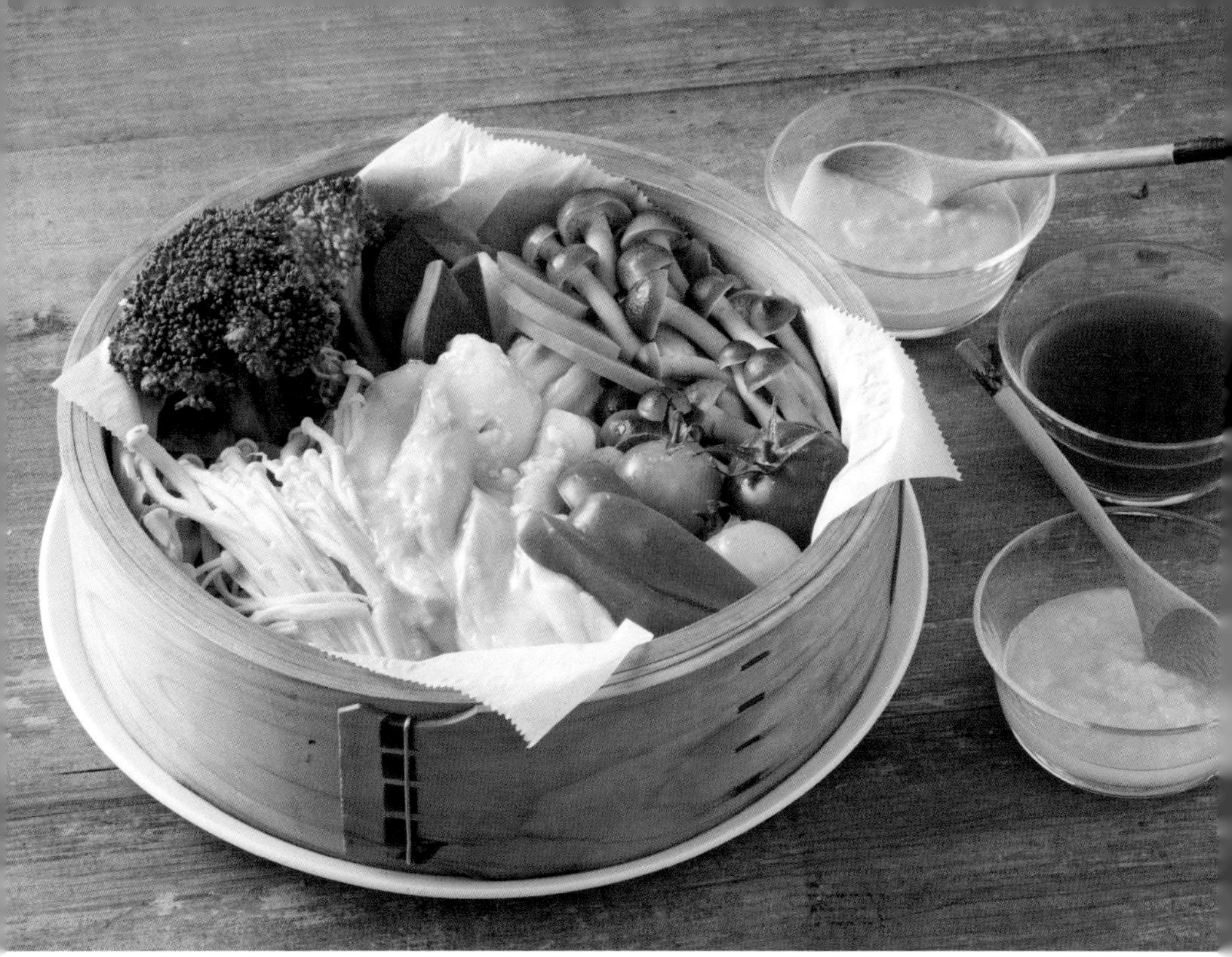

# 鶏肉と野菜のせいろ蒸し

野菜と塩麹で漬け込んだ鶏肉を蒸すだけ。
手作りの発酵調味料で驚くほどおいしい。

**材 料**（作りやすい分量）

季節の野菜
（キャベツ、しめじ、ブロッコリー、
パプリカ、にんじん、えのきだけ、
プチトマトなど）…… 適量
塩麹につけておいた
鶏肉（白身の魚でもＯＫ／P126）…… 適量

A
- わさび塩、オリーブオイル（お好みで）…… 各適量
- 玉ねぎ塩麹、ポン酢、めんつゆなど（お好みで）…… 各適量

**作り方**

1 蒸籠にオーブンシートを敷き、季節の野菜や冷蔵庫に残っている野菜など、お好きな野菜を彩りよくのせ、塩麹で仕込んでおいた鶏肉も野菜の上にのせフタをして蒸す。

2 火が通ったら完成。お好みのタレでいただく（わさび塩、オリーブオイル＋お好みの発酵調味料、ポン酢、めんつゆなど）。

# 家族も喜ぶ料理

加熱するなら、酸化しにくいココナッツオイルを使うなど、
できるだけがんのリスクを減らしつつ、家族も喜ぶ料理の工夫をご紹介します。

## 作り置き豆腐ハンバーグ

味噌を使い、ケチャップなどのソースがなくてもおいしい。
ひき肉にひじきや豆腐を加えるのもポイント。

**材料**（作りやすい分量）

A
- 鶏むねひき肉……100g
- 味噌……大さじ1/2
- 塩麹……小さじ1
- ひじき（乾燥）……3g
- 水切り豆腐……70g
- ココナッツオイル……大さじ1

ココナッツオイル……大さじ1

**作り方**

1 ひじきは水でもどしザルにあげておく。
2 Aの材料をすべてポリ袋に入れ、よく揉みながら合わせる。
3 お好みの大きさに丸め、ココナッツオイルで両面を焼いて火を通す。

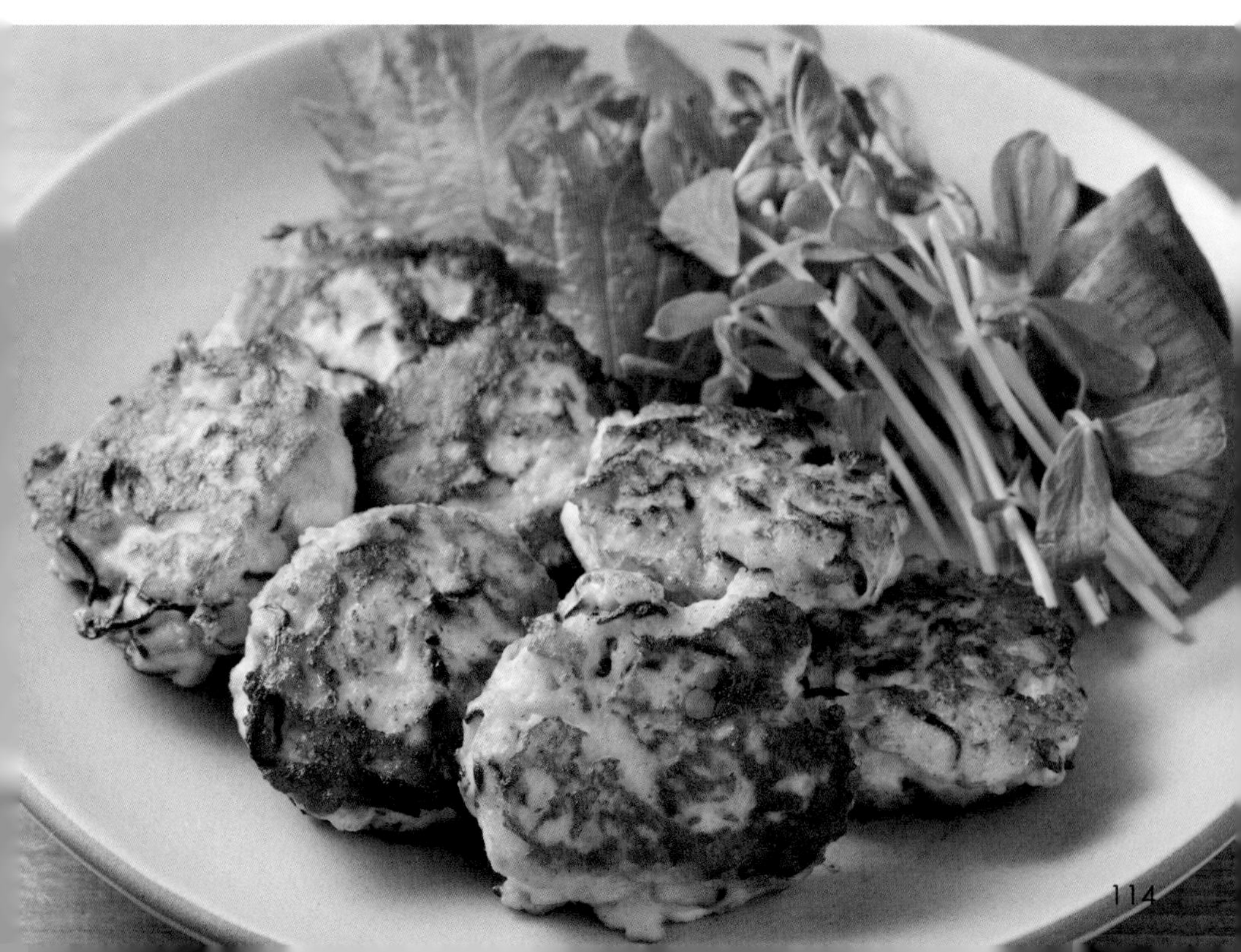

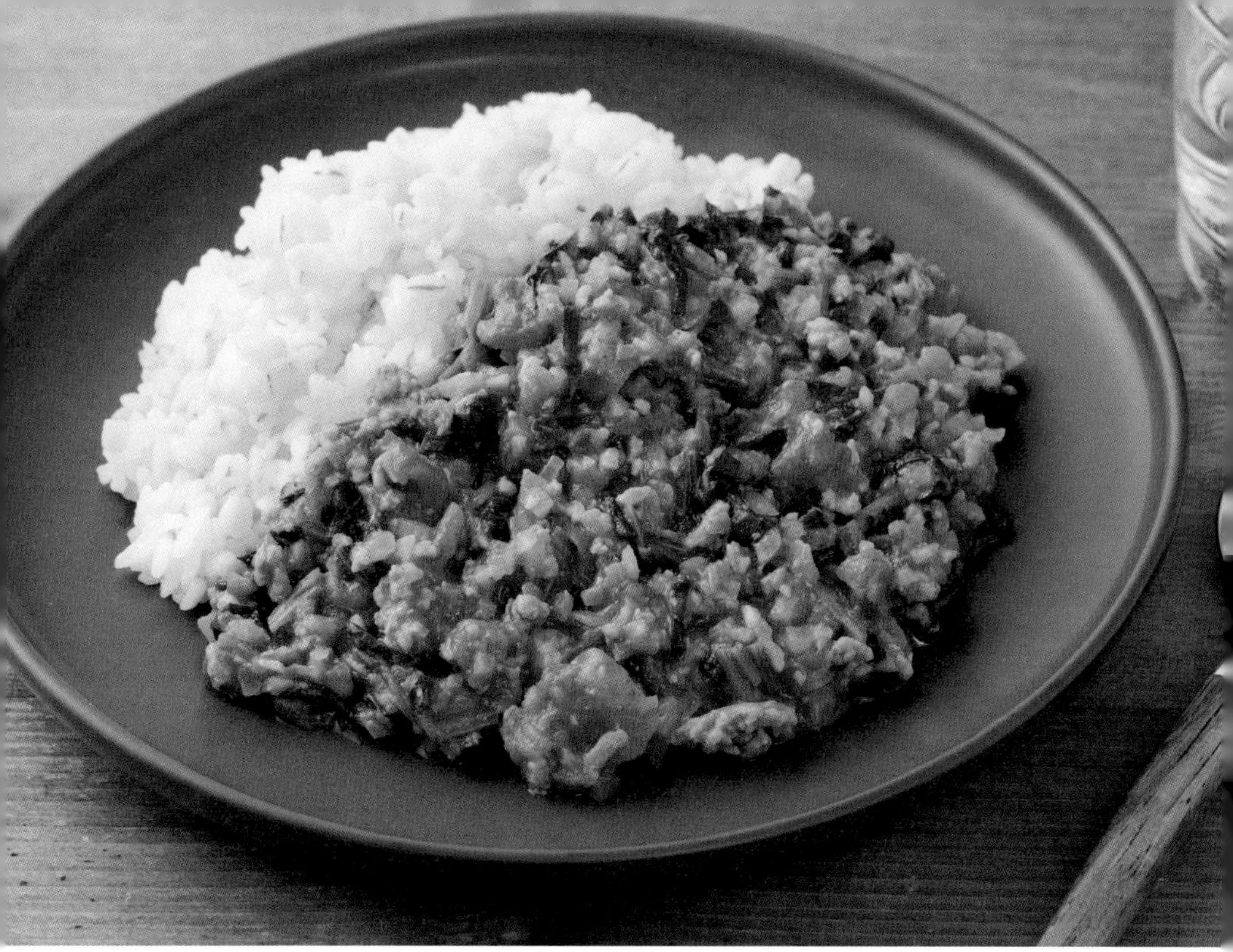

# ほうれん草のスパイスキーマカレー

市販のルーや小麦粉を使わず、スパイスと発酵調味料のみ。
乳製品のかわりに、ココナッツミルクや豆乳を使って。

**材 料**(作りやすい分量)

ほうれん草……1束
豚ひき肉……150g
玉ねぎ……1個
にんにく……1片(15g)
しょうが……1片(15g)
カットトマト……200g
玉ねぎ塩麹……大さじ3
A ターメリック・コリアンダー・クミン・ガラムマサラ……各小さじ1
A カルダモン……小さじ1/2
ナンプラー……小さじ1
塩……適量
ブラックペッパー……少々
ココナッツミルク(または豆乳)……大さじ2
ココナッツオイル……大さじ2

**作り方**

1 玉ねぎ、にんにく、しょうがはみじん切りにする。
2 ほうれん草はさっとゆでて水にとり、水気を絞りあらみじんにしておく。
3 フライパンにココナッツオイルを熱し、1を炒める。
4 Aを加えて炒め、香りが出てきたら、ひき肉、2を加え炒めていく。
5 カットトマト、玉ねぎ塩麹、ナンプラーを加え煮込んでいく。
6 塩、ブラックペッパーで味を調え、仕上げにココナッツミルクを加える。

## そば粉で作る発酵唐揚げ

小麦粉のかわりにそば粉、
揚げ油はココナッツオイルを使って。

**材 料**（2人分）

鶏むね肉 …… 1枚（350g）
A
塩麹 …… 大さじ1
にんにく（すりおろし）…… 1片分（15g）
しょうが（絞り汁）…… 小さじ1/2
こしょう …… 少々
B
そば粉 …… 40g
片栗粉 …… 15g
ココナッツオイル（無香）…… 適量
レモンのくし切り …… 適量

**作り方**

1 鶏むね肉は一口大に切り、保存袋などに入れ **A** を揉み込んで冷蔵庫にストックしておく。（1時間以上、1日以上置くとさらにおいしくなる）
2 **B** を合わせておき、**1** にまぶす。中温（約170～180℃）のココナッツオイルで揚げる。

## そば粉の野菜天ぷら

唐揚げと同様に、そば粉と
ココナッツオイルのコンビが◎。

**材 料**（作りやすい分量）

そば粉 …… 100g
水 …… 100cc
塩 …… 1つまみ
お好みの野菜（なす、大葉、かぼちゃ、えりんぎ、にんじん、ごぼう）…… 適量
ココナッツオイル（無香）…… 適量

**作り方**

1 そば粉と水、塩を合わせよく混ぜる。
2 お好みの野菜を **1** の衣をつけ、中温（170～180℃）のココナッツオイルで揚げる。

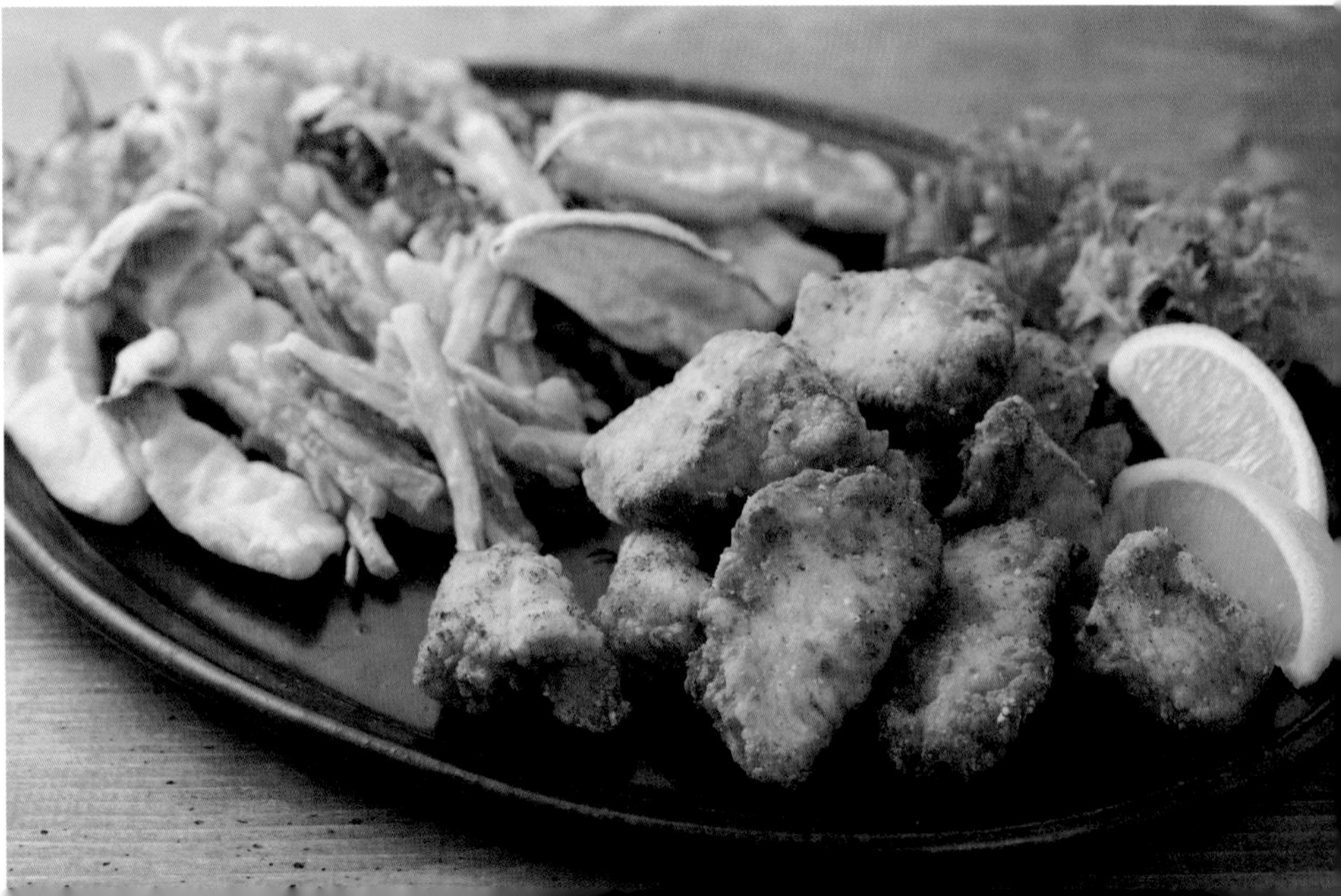

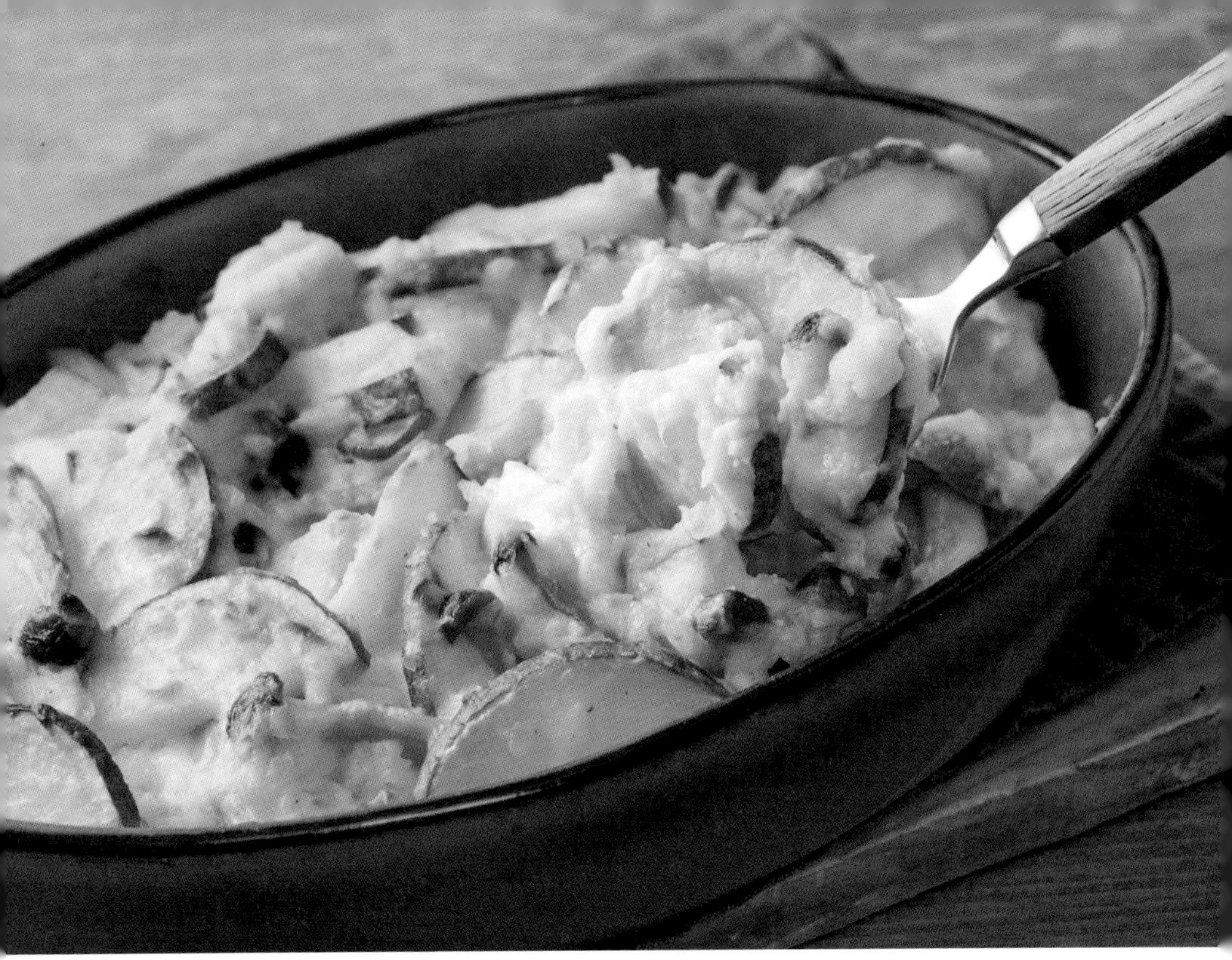

# 豆乳さつまいもグラタン

米粉と豆乳、コンソメがわりに玉ねぎ塩麹＆味噌を使うのがポイント。さつまいも・きのこは食物繊維も豊富。

**材料**（作りやすい分量）

さつまいも …… 小1本（200g）
鶏むね肉 …… 100g
塩麹 …… 小さじ1
酒 …… 小さじ1
玉ねぎ …… 1/2個
しめじ …… 1袋
豆乳 …… 300cc
米粉 …… 大さじ2
玉ねぎ塩麹 …… 大さじ1〜2
白味噌（あれば） …… 小さじ1/2
塩・こしょう …… 各適量
ココナッツオイル …… 大さじ1

**作り方**

1 鶏肉は一口大に切り、塩麹と酒で下味をつけておく。
2 さつまいもは皮付きのまま 5mm 厚さ位の半月に切る。玉ねぎはみじん切り、しめじは石づきを取りほぐしておく。
3 大きめのフライパンにココナッツオイルと 1 を入れ、焦がさないように炒め色が変わったら玉ねぎを加え透き通るまで炒め、さつま芋、しめじを加えさらに炒める。
4 米粉を振り入れ軽く炒めたら、豆乳を少しずつ加えとろみがつくまで混ぜながら火にかけていく。
5 仕上げに玉ねぎ塩麹、白味噌を加え、最後に味をみながら塩・こしょうで味を調える。

# 毎日摂りたい 味噌汁

味噌は、がんを抑制する効果がある発酵食品だから毎日摂りたい。
「具だくさん味噌汁」から「乾物だけでできる味噌汁」までを紹介。

## ストック野菜の簡単味噌汁

昆布やかつお節で出汁を取っておき、
作り置きの「蒸し野菜」があれば、味噌をとくだけ。

**材料**(1人分)

味噌……大さじ1～1と1/2
出汁……150～200cc
ストック野菜
(ブロッコリー、かぼちゃ、
かいわれなど)……適宜

**作り方**

1 お椀に味噌、ストック野菜を入れ、
温めた出汁を注ぐ。
2 お椀の中で味噌をとき完成。

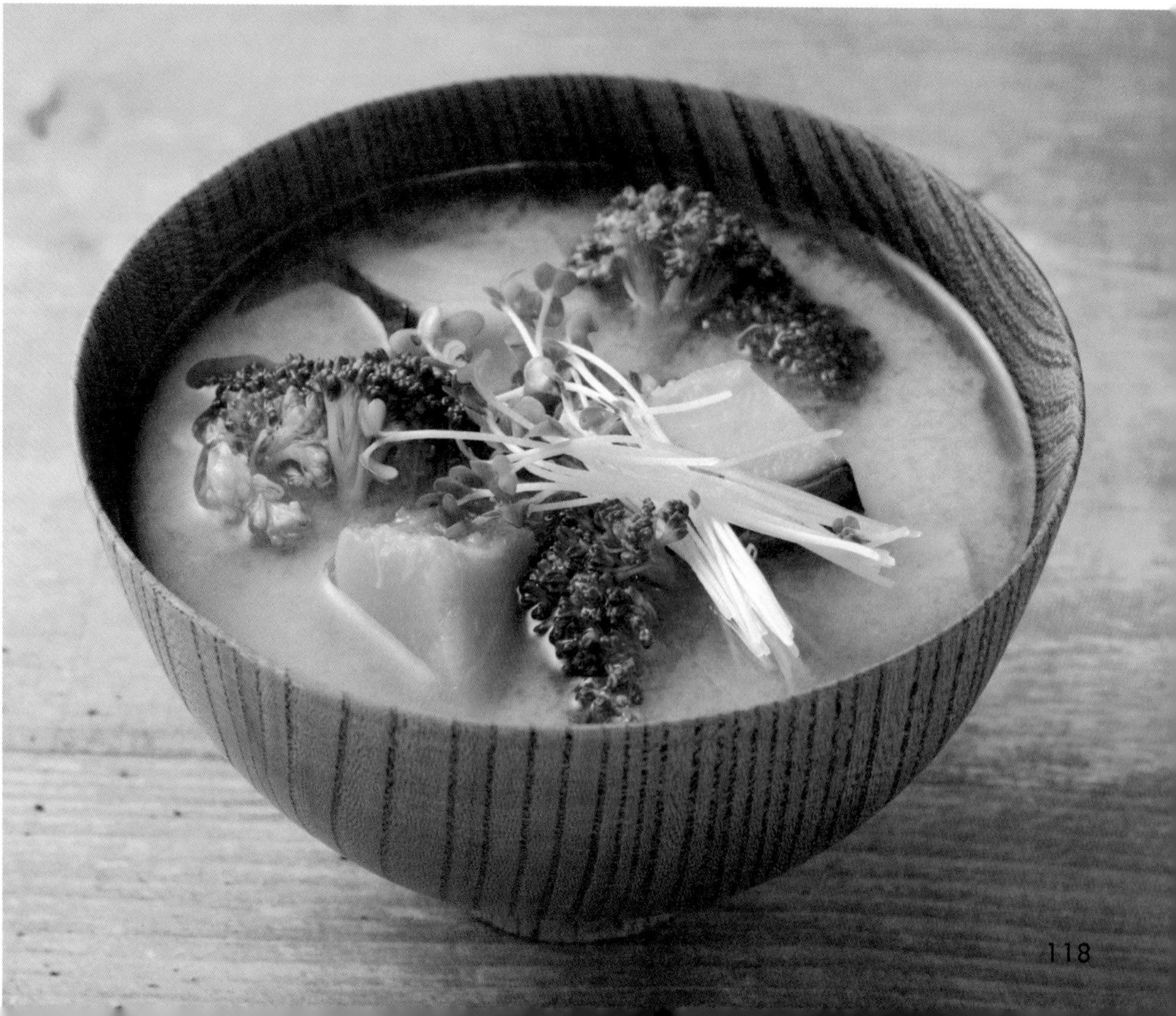

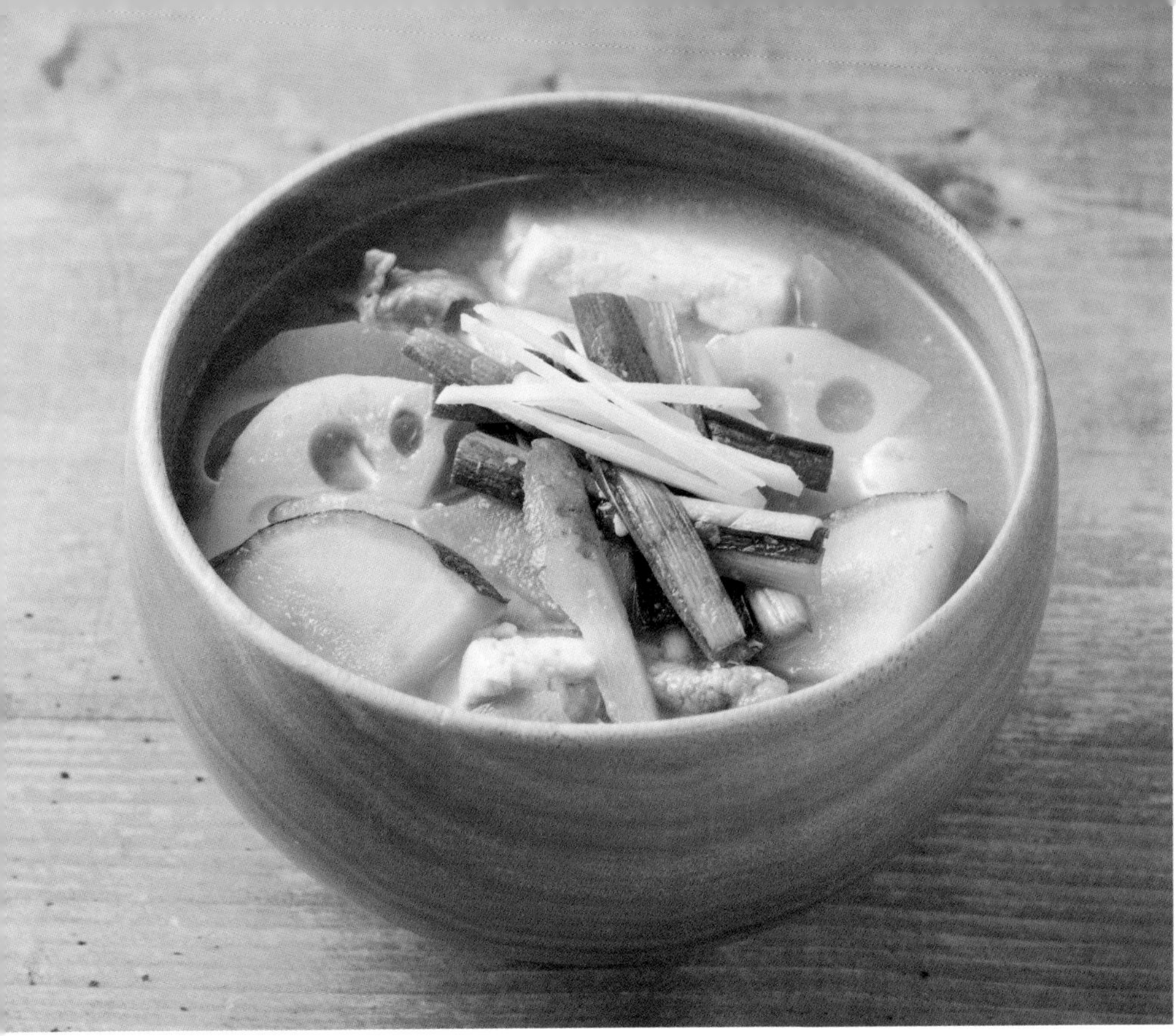

# 具だくさん満足味噌汁

化学調味料や市販の出汁は使わずに
たっぷり野菜の出汁と豚肉でうま味たっぷり。

**材料**(作りやすい分量)

さつまいも …… 1/2本(100g)
にんじん …… 1/2本
れんこん …… 70g
ごぼう …… 1/3本
にら …… 1/2束
豆腐 …… 1/2丁(175g)
豚薄切り肉570g
しょうが …… 1片(15g)
味噌(味噌により異なるが
水分量の約7～8%) …… 適量
水(または出汁／
材料がかぶる程度) …… 適量

**作り方**

1 さつまいも、にんじん、れんこん、豆腐は、食べやすい大きさに、ごぼうはささがきにする。
2 にらは5cm位に切っておく。しょうがはせん切りにする。
3 鍋に1と水を入れ火にかける。
4 野菜に火が通ったら、しょうがと豚肉を加える。
5 肉に火が通ったら味噌をとき、にらを加え完成（味噌を入れたら煮立たせないように気をつける)。

# 豆乳・白味噌のアレンジ味噌汁

出汁は、昆布やかつお節で作っておき、
白味噌と豆乳を合わせたシチュー風。

**材料**(2人分)

白味噌……大さじ2〜3
豆乳……100cc
玉ねぎ……1/2個
じゃがいも……小1個
出汁……300cc
小ねぎ(みじん切り)……適量

**作り方**

1 じゃが芋と玉ねぎは食べやすい大きさに切る（くし切り）。
2 鍋に1と出汁を入れ火にかける。
3 火が通ったら豆乳を加え、味をみながら白味噌をとく。
4 お椀に3を注いで小ねぎを散らす。

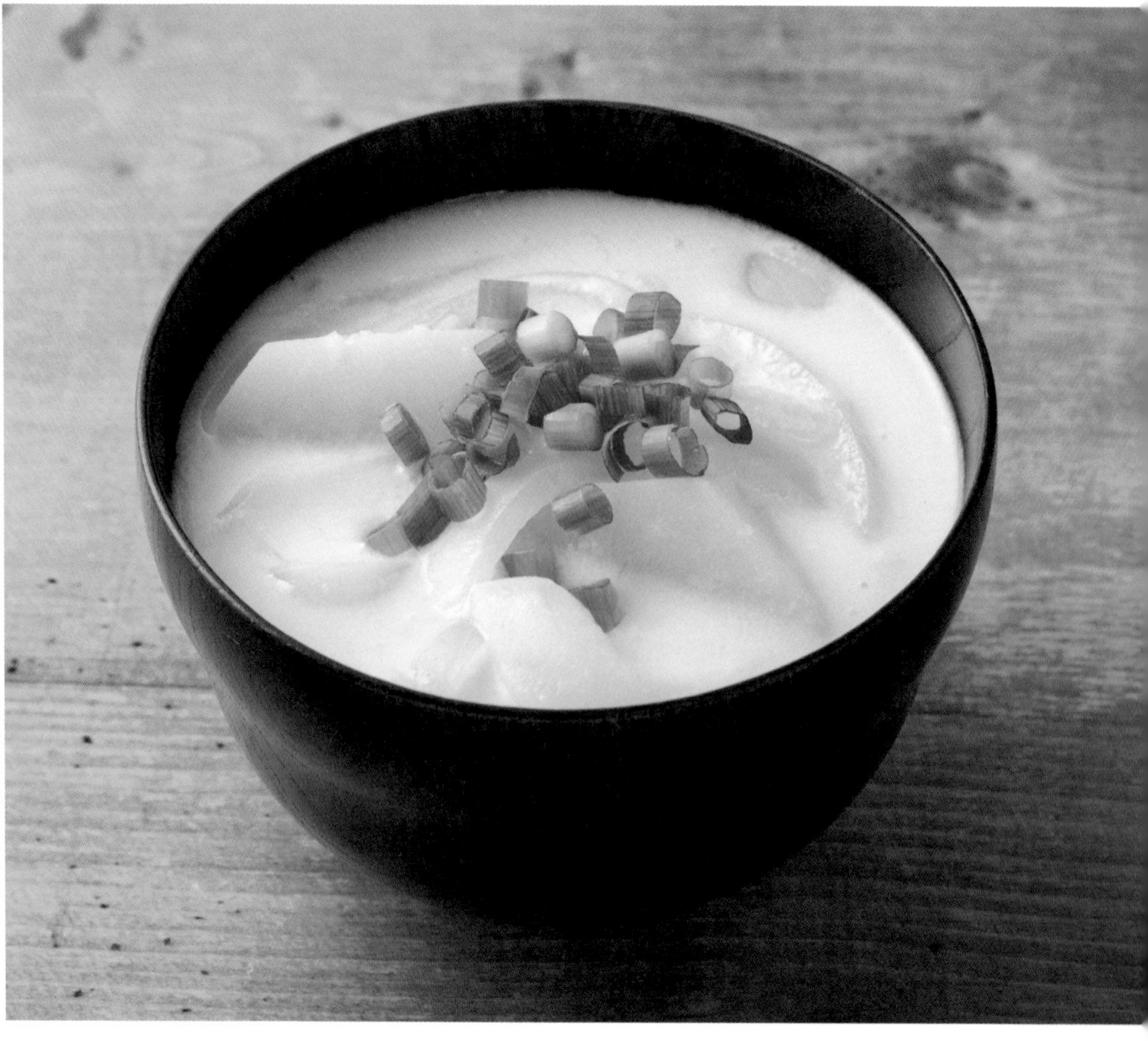

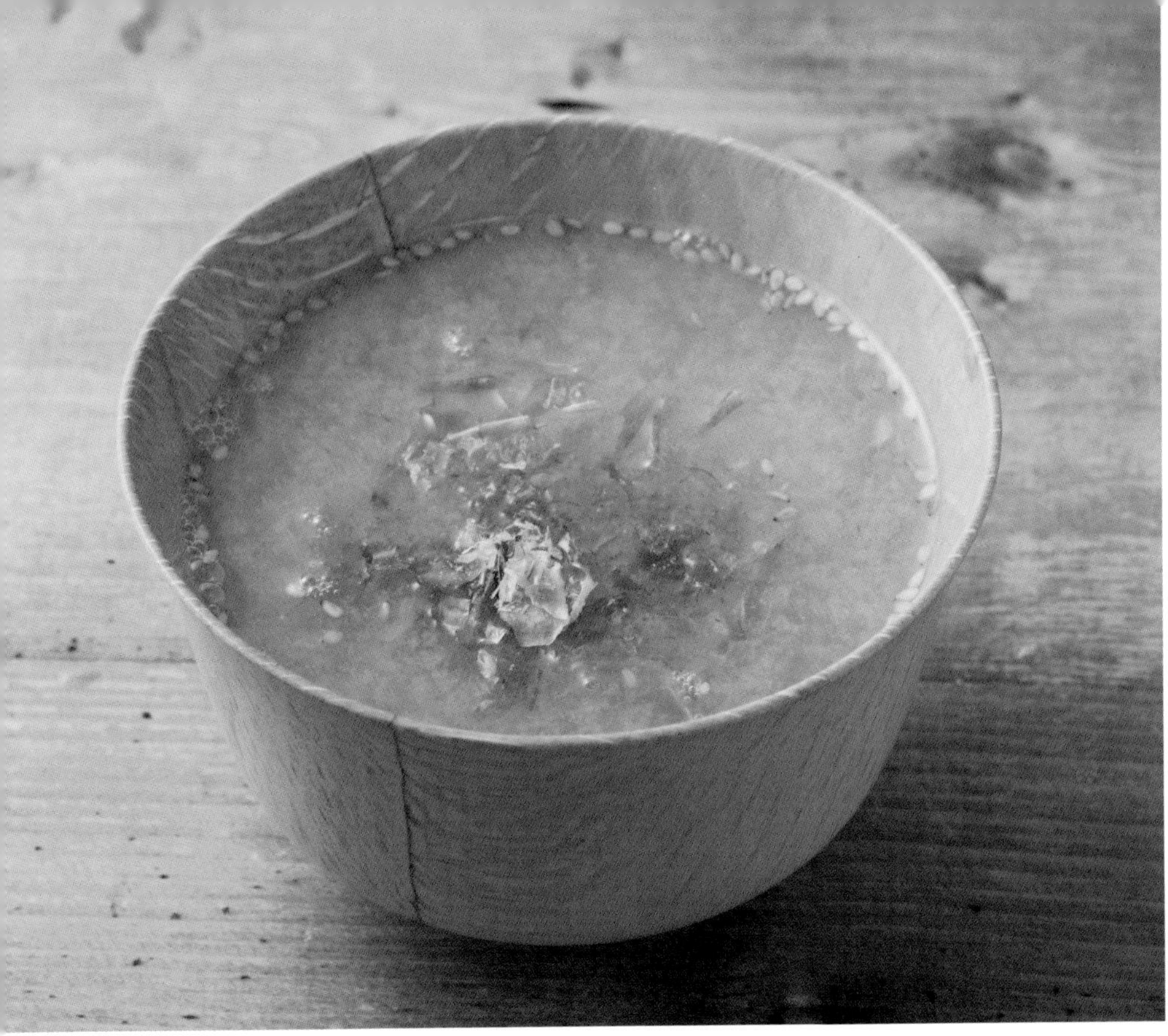

# 乾物だけの即席味噌汁

乾物に味噌を加えてお湯でとくだけ。
忙しい日でもこれならすぐできる！

**材 料**(1人分)

味噌……大さじ１程度
玉ねぎ塩麹……少々
かつお節……ひとつまみ
白いりごま……少々
(あれば、わかめ、切り干し大根などを加えても可)

**作り方**

お椀に味噌、玉ねぎ塩麹、かつお節、ごまを入れ、お湯を注ぎ味噌をといたら完成。

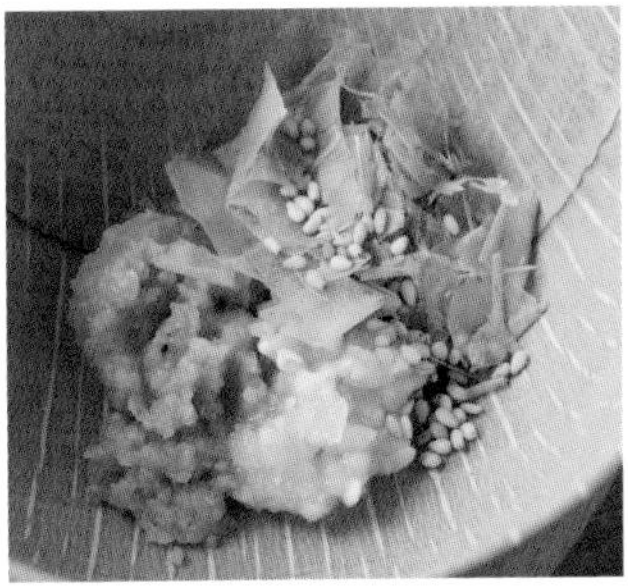

お椀に、味噌、玉ねぎ塩麹、かつお節、ごまなどの乾物を合わせる。

## Ⓑ 甘麹

冷蔵で2週間

砂糖のかわりに。優しい甘味が特徴。
血糖値の上昇をゆるやかにしてくれる。

**材料**（作りやすい分量）

米麹・ごはん・水 …… 各同量

**作り方**

1 米麹、ごはん、水を合わせよく混ぜる。
2 60°C以下（50～55°C位）で時々かき混ぜながら8～10時間保温する（ヨーグルトメーカーや炊飯器を使うと便利）。
3 糖化が進みとろりとして甘くなったら完成。

## Ⓐ 玉ねぎ塩麹

冷蔵で4～6ヶ月

濃厚なうま味とコクを加えてコンソメがわりに使える。カレーや煮込み料理に。

**材料**（作りやすい分量）

塩 …… 60g
玉ねぎ …… 600g
米麹 …… 200g

**作り方**

1 米麹と塩をよくすり合わせ、すり下ろした玉ねぎを加え混ぜる。
2 常温に置き、1日1回混ぜる。
3 麹が柔らかくなりとろみが出てうま味やコンソメのような香りが出てきたら完成（1週間～10日位）。

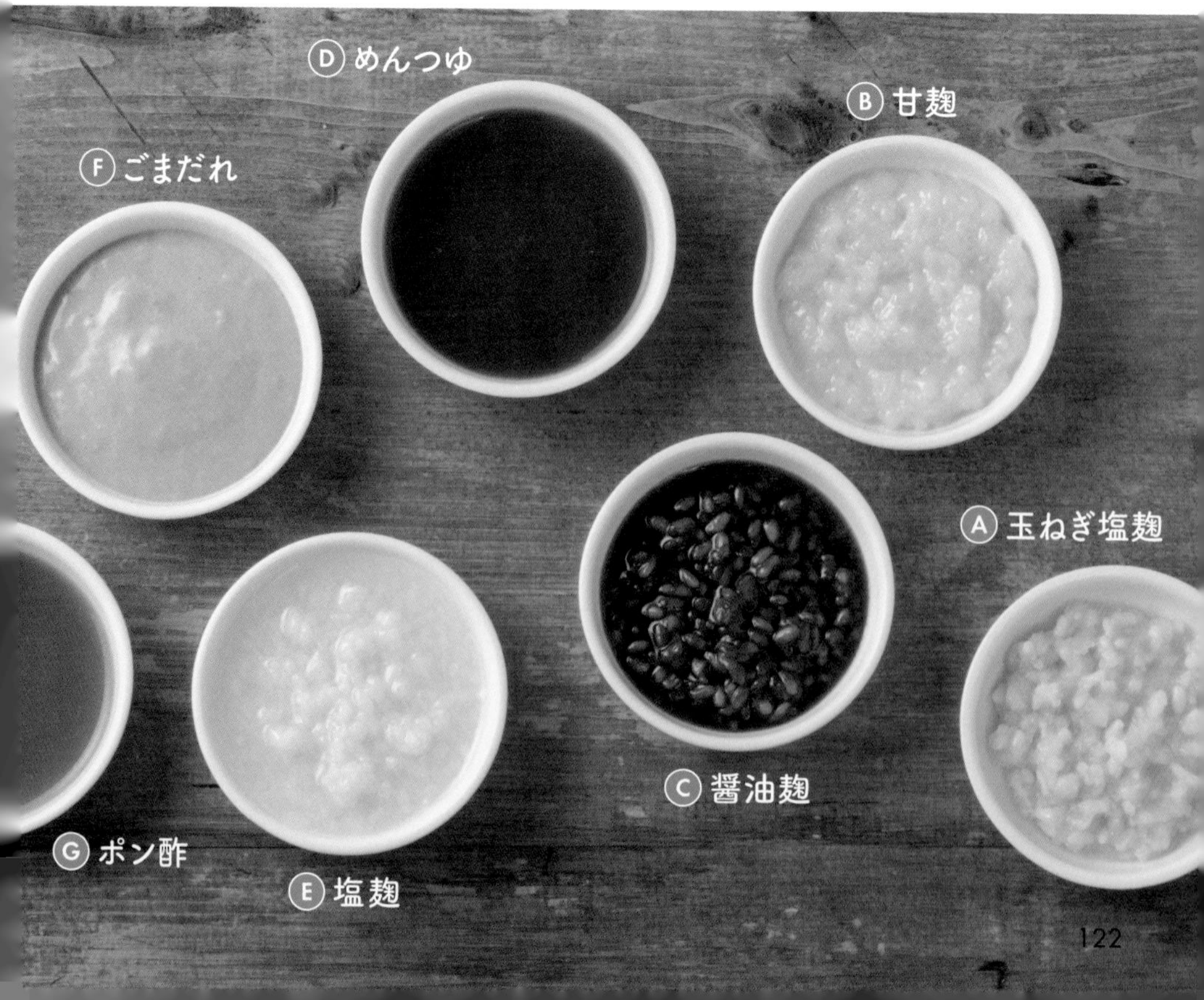
Ⓓ めんつゆ
Ⓑ 甘麹
Ⓕ ごまだれ
Ⓐ 玉ねぎ塩麹
Ⓒ 醤油麹
Ⓖ ポン酢
Ⓔ 塩麹

添加物たっぷりの市販の調味料やたれは避け、手作りの発酵調味料を活用して、がんを予防しましょう。詳しい作り方は動画も参考に。

## D めんつゆ

継ぎ足して保存OK

めんのつゆとしてはもちろん、照り焼きなどの甘辛たれとしても活用度大。

**材 料**（作りやすい分量）

醤油……200cc
本みりん……100cc
酒……100cc
昆布……5cm
かつお節（お茶パックに入れる）……4g
干ししいたけ……1個

**作り方**

1 すべての材料を鍋に入れ火にかける。
2 やや煮立たせながらアルコールを飛ばす。
3 容器に入れ、冷蔵庫に保存。

## C 醤油麹

冷蔵で4～6ヶ月

醤油のかわりに何にでも使える。
うま味成分（グルタミン酸）は塩麹の10倍。

**材 料**（作りやすい分量）

醤油……300～400cc
米麹……200g

**作り方**

1 米麹に醤油をかぶるまで入れ混ぜる。
2 麹が醤油を吸ってしまったら醤油を足し混ぜる。
3 常温に置き、1日1回混ぜる。
4 麹が柔らかくなり、甘い香りが出てきたら完成（1～2週間）。

## F ごまだれ

冷蔵で1週間

ドレッシングがわりに野菜にかけたり、蒸した鶏肉や豆腐類にかけてもおいしい。

**材 料**（作りやすい分量）

白ねりごま……大さじ4
豆乳……大さじ3～4
酢……大さじ1
白味噌……大さじ1
甘麹……大さじ2
塩……少々

**作り方**

材料をすべて混ぜ合わせ、冷蔵保存する。

## E 塩麹

冷蔵で4～6ヶ月

基本の塩のかわりに、何にでも使える。
塩よりも優しいうま味があるのが特徴。

**材 料**（作りやすい分量）

塩……60g
米麹……200g
水……300～400cc

**作り方**

1 米麹と塩をよくすり合わせ、水を加え混ぜる。
2 常温に置き、1日1回混ぜる。
3 麹が柔らかくなりとろみが出てうま味や甘い香りが出てきたら完成（1週間～10日位）。

## G ポン酢

継ぎ足して保存OK

ドレッシングがわりに、鍋のつけだれや蒸し野菜＆鶏肉など、何にでも合う。

**材 料**（作りやすい分量）

醤油……150cc
りんご酢……80cc
本みりん……60cc
昆布……5cm
かつお節（お茶パックに入れる）……2g
柑橘類の搾り汁（柚子など）……1個分

**作り方**

すべての材料を容器に入れ、冷蔵庫で保存する。

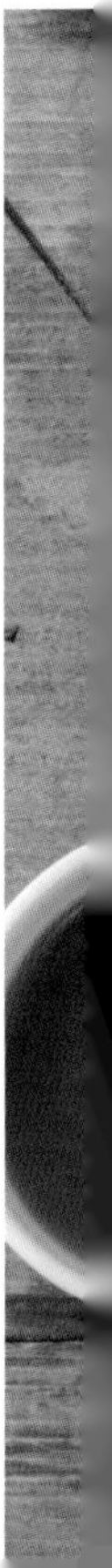

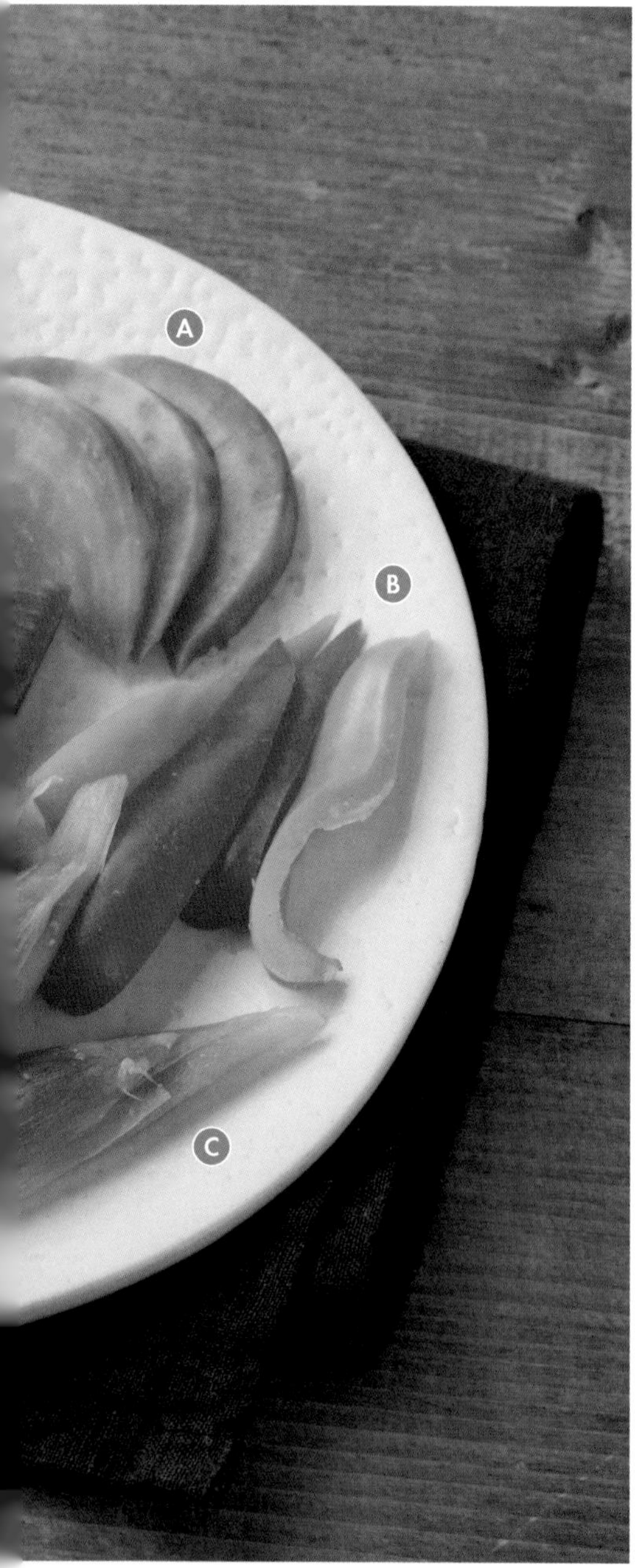


## ぬか漬けいろいろ

ぬか床は、米ぬか、塩、水の3つの材料が基本。栄養たっぷりのぬかと塩水を混ぜたものに野菜などの微生物が入り発酵熟成したもの。ぬか床に住む微生物（乳酸菌・酵母菌・酪酸菌）がたんぱく質をアミノ酸、炭水化物を糖質に分解するなど、特有の風味、うま味、酸味などが生まれビタミンやミネラルなども増加します。

**ぬか床の材料**（作りやすい分量）

米ぬか …… 1kg
塩 …… 120g
水 …… 900cc
昆布 …… 10cm
鷹の爪 …… 3本
捨て野菜（キャベツの芯、にんじんの皮など） …… 適量

ぬか床に漬ける食材としておすすめは、きゅうり、なす、にんじんなどが一般的ですが、意外なところでは、A**紅大根**、B**パプリカ**、C**みょうが**、D**ビーツ**、E**ゆで卵**、F**アボカド**、G**ブロッコリーの芯**、H**ラディッシュ**、I**ミニトマト**、**その他ズッキーニ、キャベツ**などもおいしくできます。

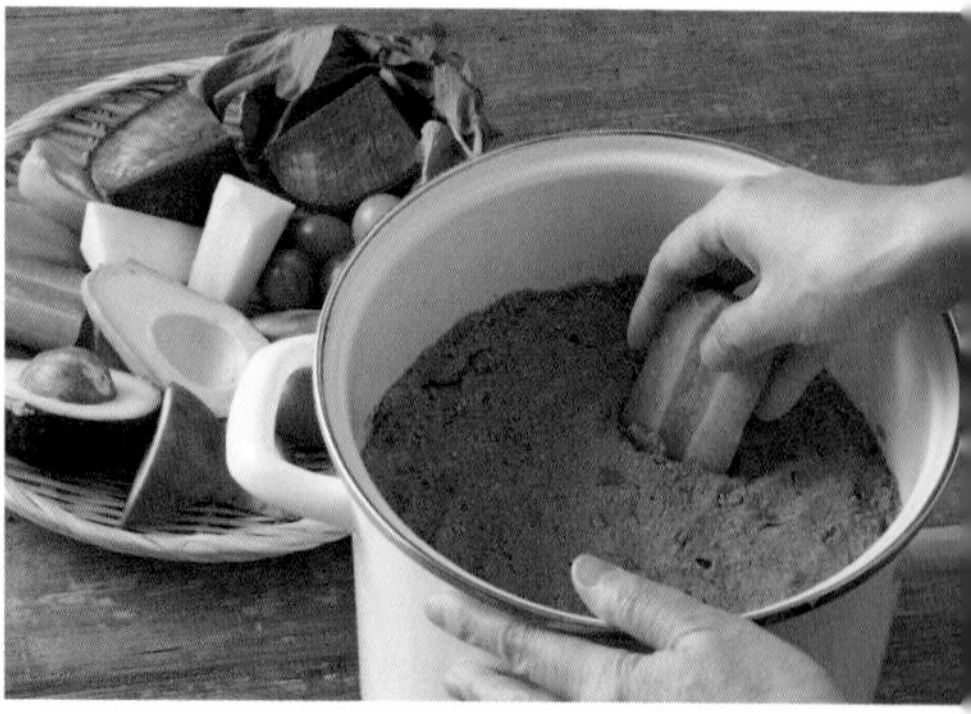

ぬか漬けは、がんに対抗する免疫力を強化したり、リーキーガットを改善する効果もあるため毎日の食卓にぜひ取り入れて。詳しい作り方は動画を参考に。

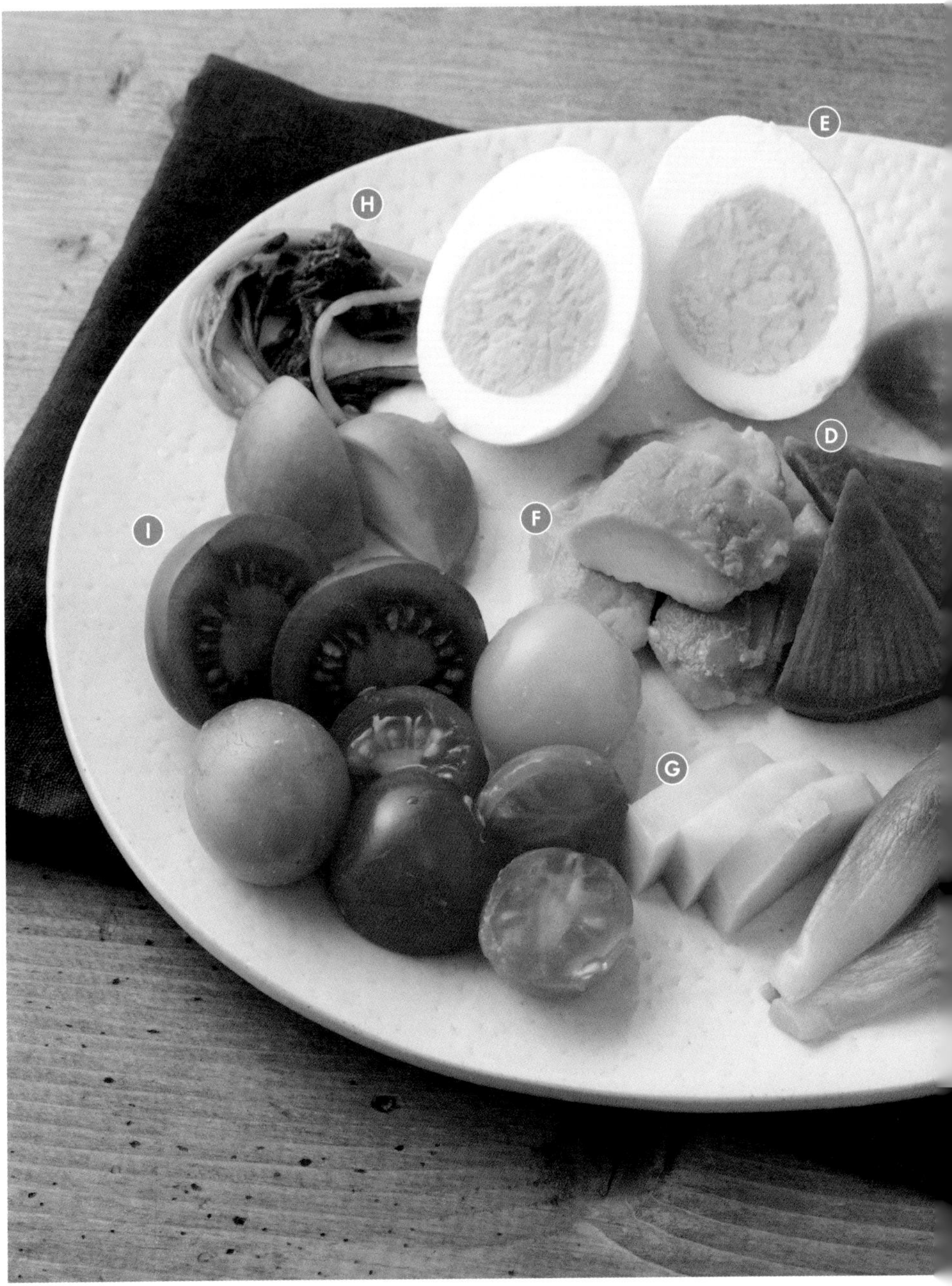

## Ⓐ ストック野菜

冷蔵で保存5〜6日間

蒸し野菜があると、味噌汁の具にしたり、発酵調味料をかけるだけで一品に。

**材 料**（作りやすい分量）

ブロッコリー、ごぼう、かぼちゃ、にんじん、さつまいもなど

**作り方**

蒸籠で、ブロッコリー、ごぼう、かぼちゃ、にんじん、さつまいもなどを蒸す。

## Ⓑ ストック肉&魚

冷蔵で保存2〜3日間

鶏肉や切り身魚を塩麹に漬け込むだけ。肉質が柔らかくなり味付けも完了します。

**材 料**（作りやすい分量）

鶏むね肉や魚の切り身など

**作り方**

1 買ってきたら保存袋に入れて塩麹を適量入れて冷蔵庫に入れておく。
2 蒸したり、ゆでたり、焼いたりする。

## Ⓒ 鶏ハム

冷蔵で保存3〜4日間

保存袋に入れた鶏むね肉を、鍋で湯煎するだけ。がんを誘発する錆を極力発生させない調理法です。

**材 料**（作りやすい分量）

鶏むね肉……１枚（300g程度）
塩麹……大さじ２

**作り方**

1 保存袋に、鶏むね肉を入れて、塩麹を加えよく揉み込み、袋の中の空気を抜き冷蔵庫で一晩おく。
2 鍋にたっぷりの湯を沸かし、沸騰したら1を入れフタをして火を止める。
3 冷めるまで放置したら完成。湯の量が少ないとすぐに温度が下がってしまい、中まで火が通らなくなってしまうので注意する。

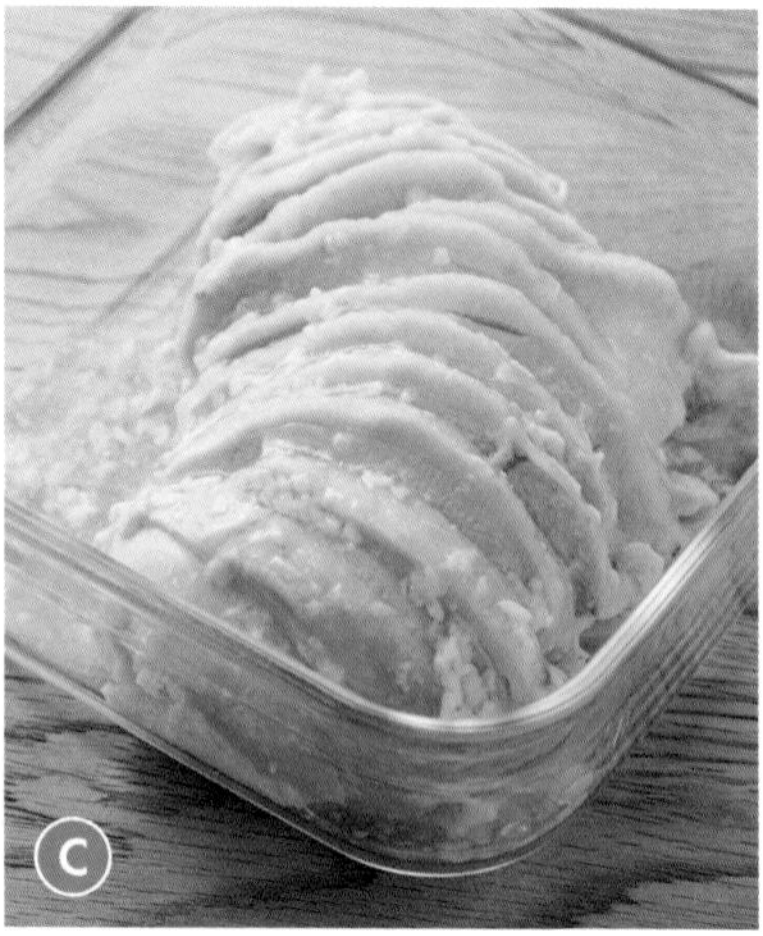

蒸した野菜や、塩麹に漬け込んだ肉や魚を冷蔵庫に常備しておくと、
時間がないときも、調理のハードルが下がって便利です。

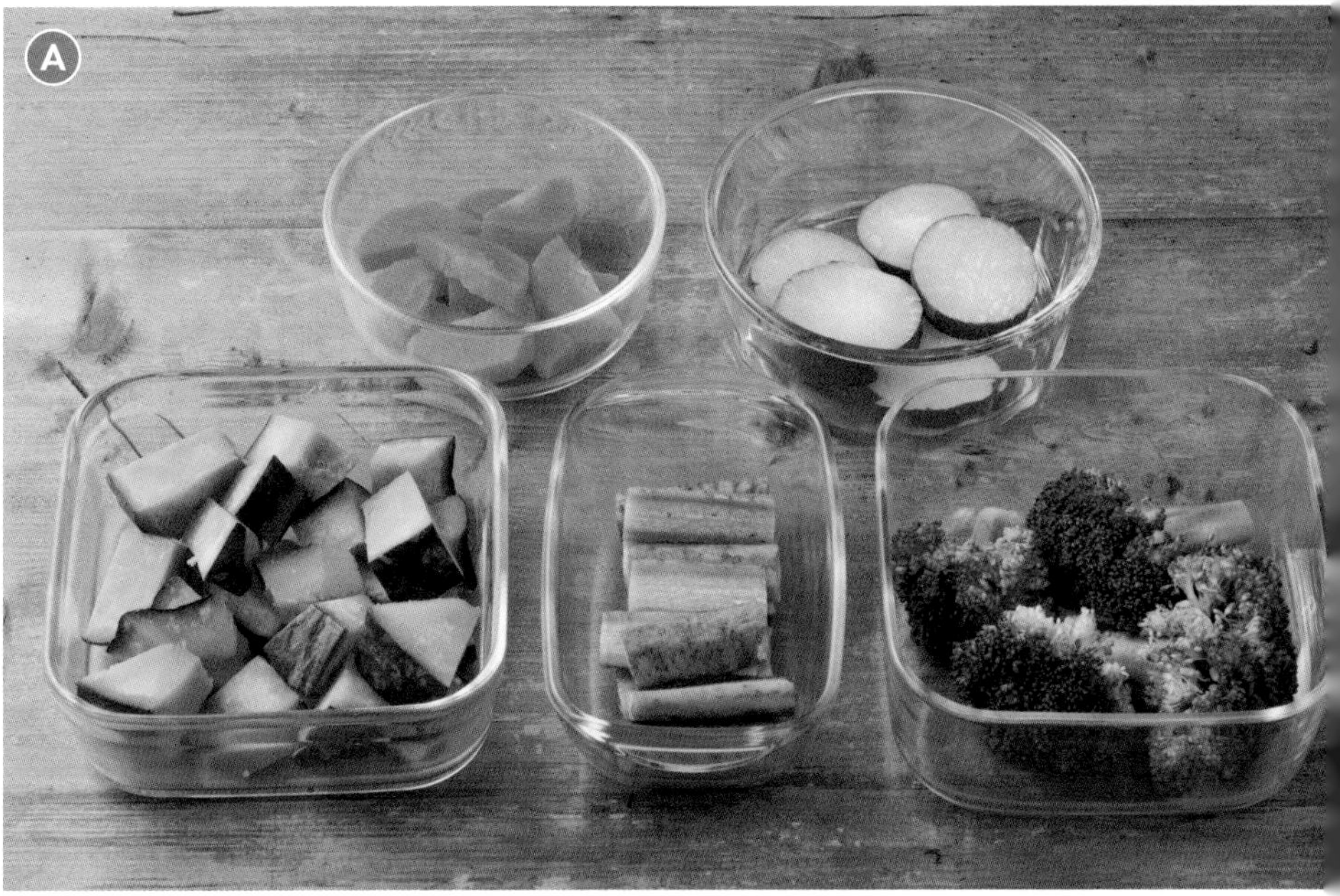


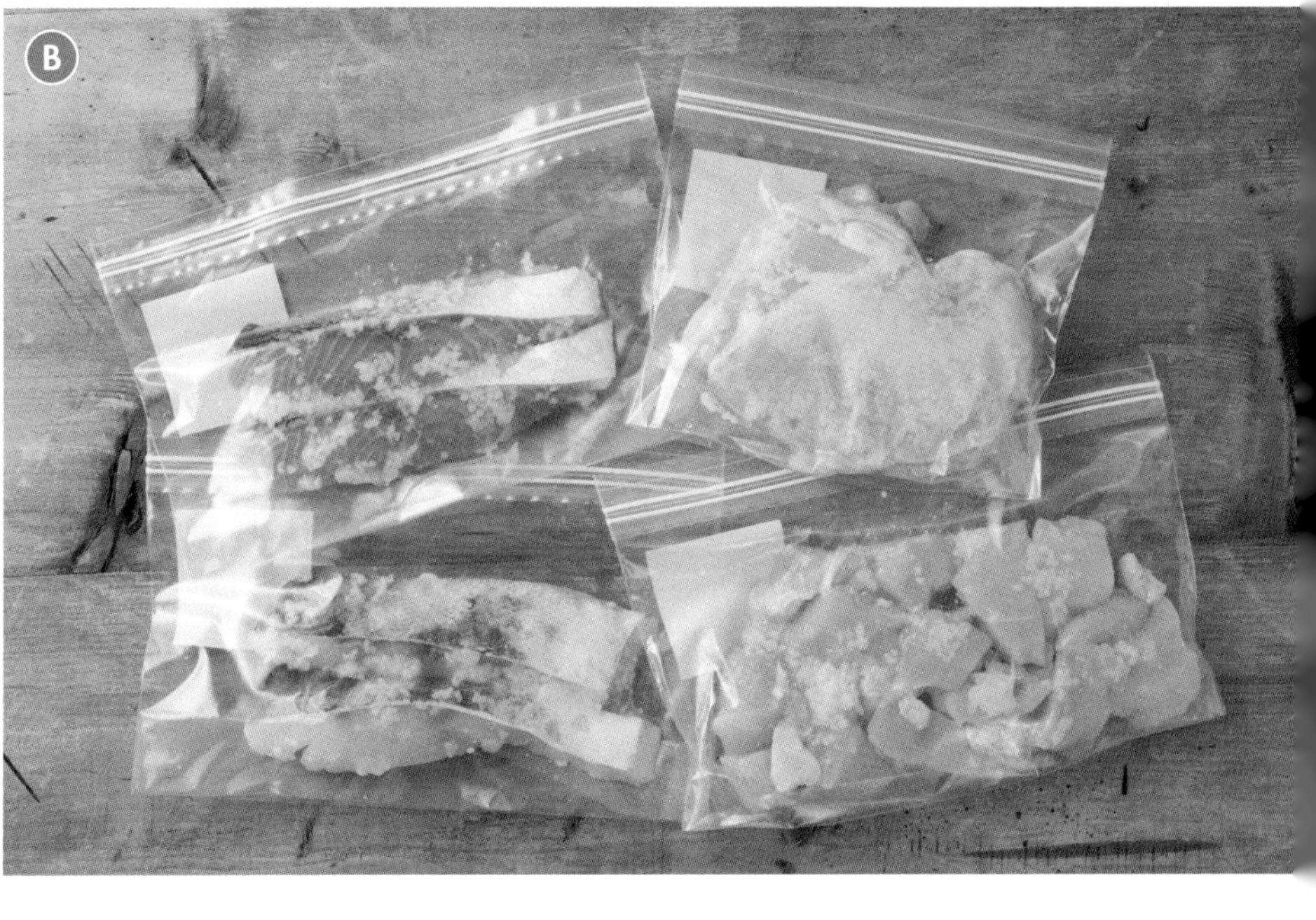

## 小豆とさつまいもの簡単スイーツ

甘麹、ココナッツミルクを使って。
小豆のサポニン、さつまいもの食物繊維もIN。

**材料**（作りやすい分量）

ゆで小豆（無糖）……大さじ3
甘麹……大さじ2
蒸したさつまいも……1/2本
ココナッツミルクまたは豆乳……150cc
シナモン（お好みで）……少々

**作り方**

1 蒸したさつまいもは、一口大に切る
2 鍋にシナモン以外の材料を入れ火にかけ温める。
3 器に盛りお好みでシナモンをふる（冷やしていただいても OK）。

## おからのショコラケーキ

甘麹、豆乳、おからを使って。
おからはたんぱく質と食物繊維も豊富。

**材料**（作りやすい分量）

生おから……100g
卵……1個
カカオパウダー（純ココア）……15g
豆乳……50cc
ベーキングパウダー……小さじ1（4g）
黒糖、甘麹など（お好みで）……大さじ2～

**作り方**

1 すべての材料を混ぜ合わせ、型に流して、170°Cに予熱したオーブンで 30 分焼く。
2 竹串をさして生地がつかなければできあがり。

## バナナとオートミールのクッキー

オートミールと完熟バナナの甘味。
ナッツも入って、食物繊維がたっぷり。

**材料**（作りやすい分量）

完熟バナナ……1本（90g）
塩麹……大さじ1
オートミール……80～100g
ココナッツオイル……大さじ1
アーモンドなどのナッツ（お好みで）……50g
レーズン（お好みで）……20g
ドライいちじく（お好みで）……10g
カカオニブ（お好みで）……大さじ1
シナモン……適量

**作り方**

1 バナナをつぶし、すべての材料を混ぜ合わせる。
2 9 等分に丸め、オーブンシートを敷いた天板に並べ、手やスプーンなどでつぶして薄くのばし整形する。
3 210°Cに予熱したオーブンで 15 ～ 20 分焼く。

「砂糖・乳製品・小麦粉」を使わず、がんのリスクを最小限に。
優しい甘味がやみつきになる、腸が喜ぶカンタンおやつです。

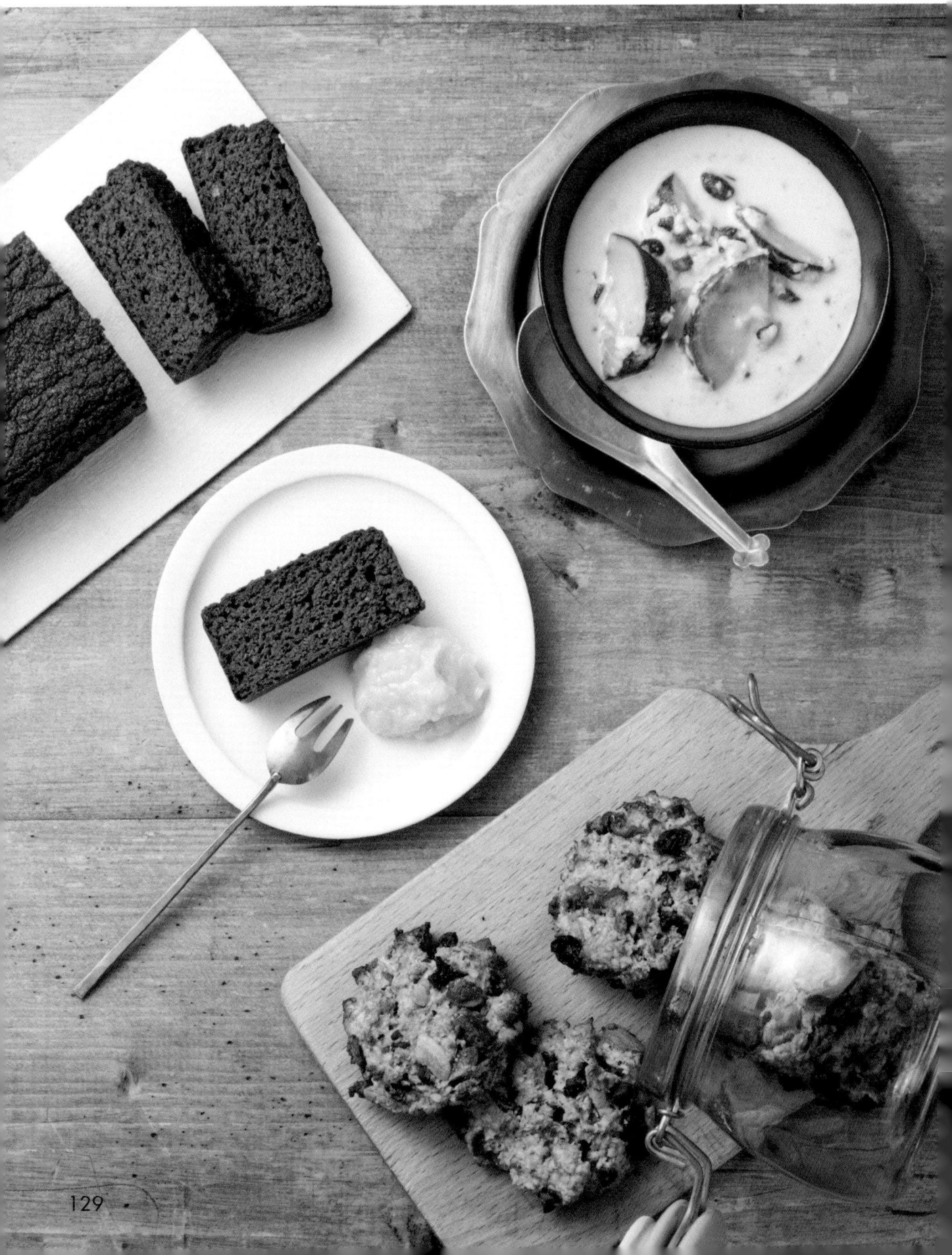

Column

## スクール生の実践レシピ 01

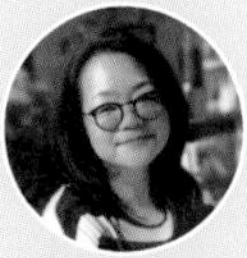

**大田佳織**さん
(北海道在住)

PROFILE
1968年岩見沢市生まれ。大阪あべの辻調理師専門学校卒業後、同校フランス校留学。その後リヨン近郊レストランにて修業。帰国後、大阪、東京のレストランに勤務。現在は株式会社グレースおか代表取締役社長　Instagram:kaokichi414

グルテンフリーで、風味良く香ばしい。食事パンとしておすすめ!

# そば粉とくるみのパン

### 材料(1斤分)

そば粉……200g
米粉……50g
サイリウム……6g
イースト……5g
ココナッツシュガー……10g
塩……7g
ココナッツオイル……25g
水(20℃位)……320g
くるみ……100g
トッピングくるみ……4~5つ

### 作り方

**下準備**:型に紙を敷いておく。生地に混ぜるくるみは軽く叩くか刻んでローストして冷ましておく。

1 そば粉から塩までの材料をボウルに入れよくかき混ぜておく。
2 1にぬるま湯と液状に溶けたココナッツオイルを入れて、ゴムベラで滑らかになるまでよく混ぜる。
3 ローストしたくるみも加え紙を敷いた型に流し入れ、くるみをトッピングし、40℃で50分前後、約2倍の大きさになるまで発酵させる。
4 200℃に予熱したオーブンで25～35分焼く。トッピングのくるみが焦げそうなときはアルミ箔をかける。
5 焼き上がったら型から出して冷まし、温かいうちにラップをしておくとしっとり保存できる。※2日以内に食べない場合は冷凍保存を。

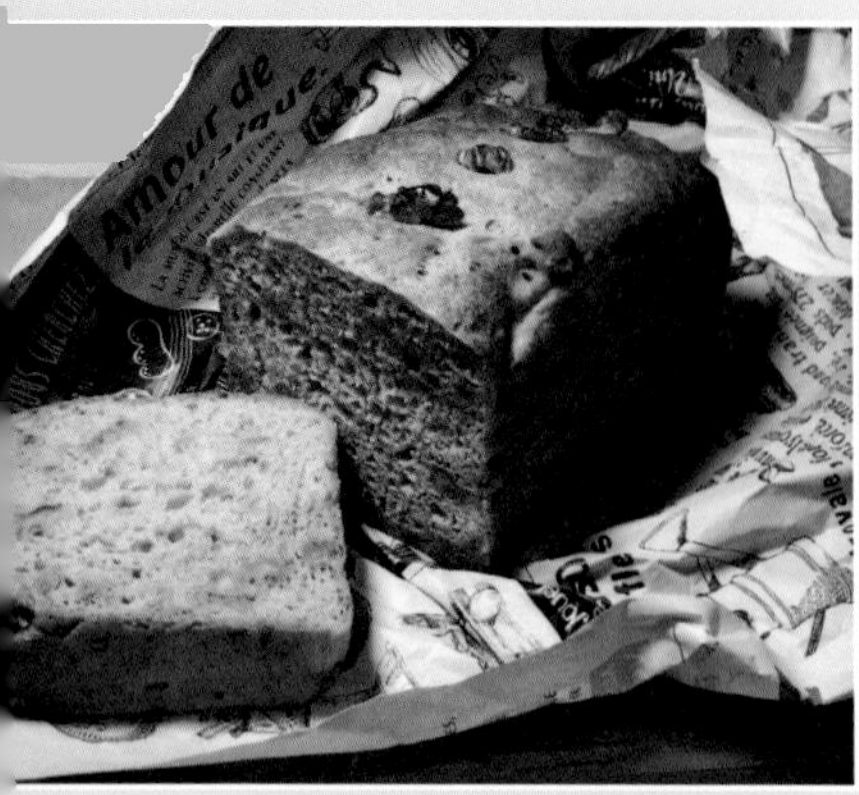

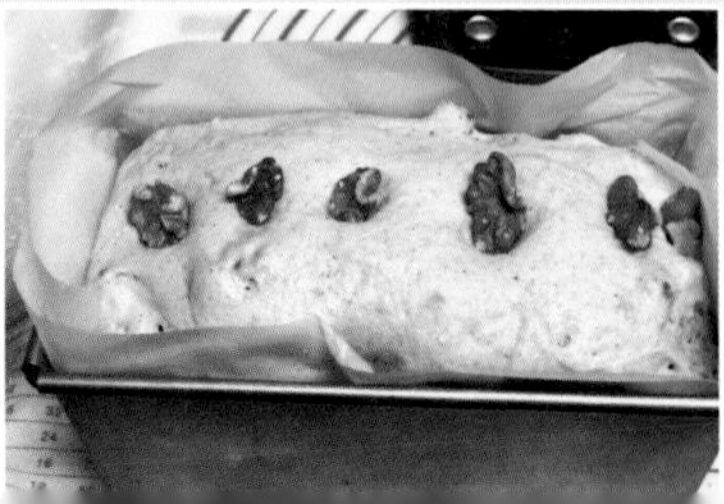

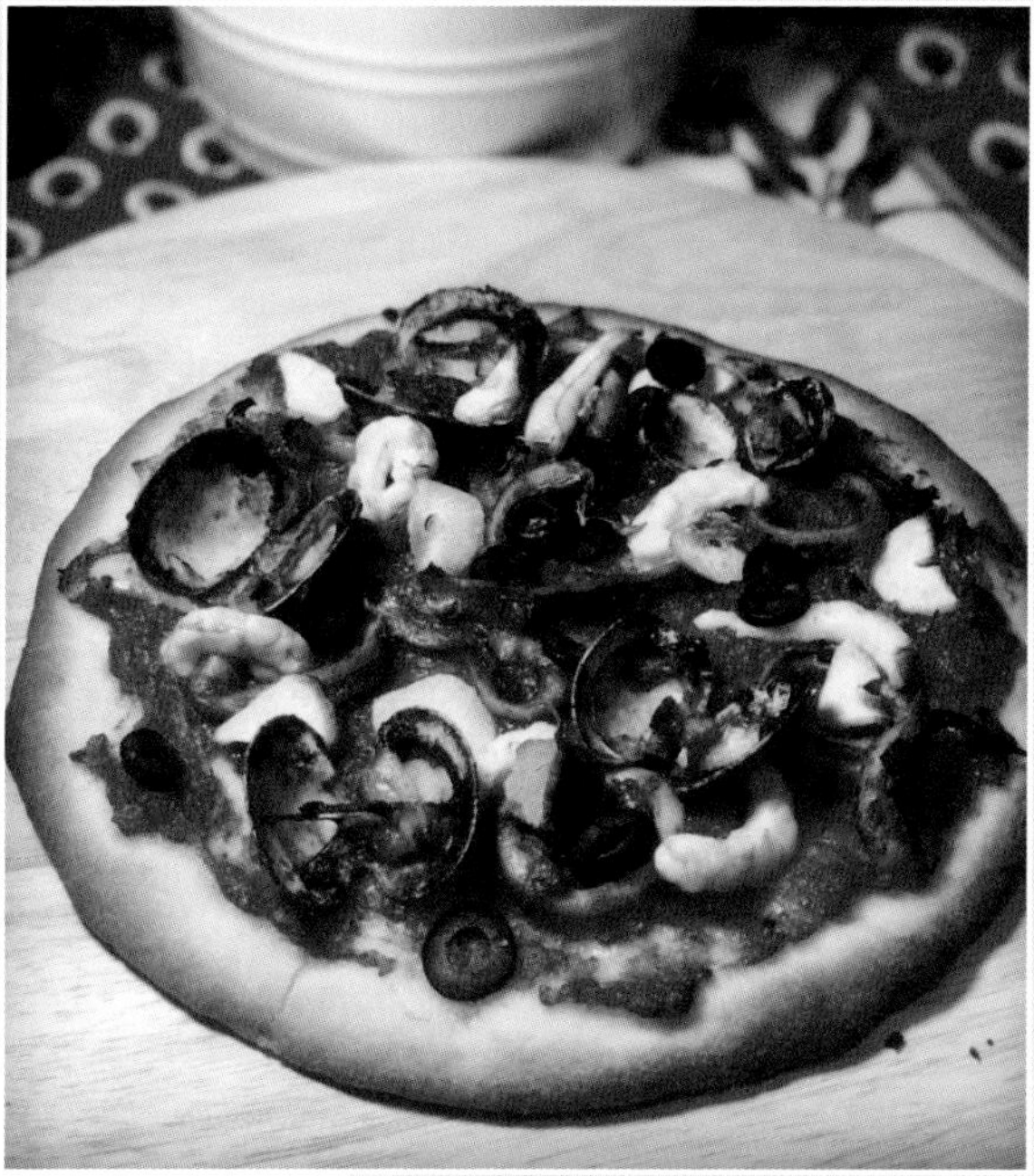

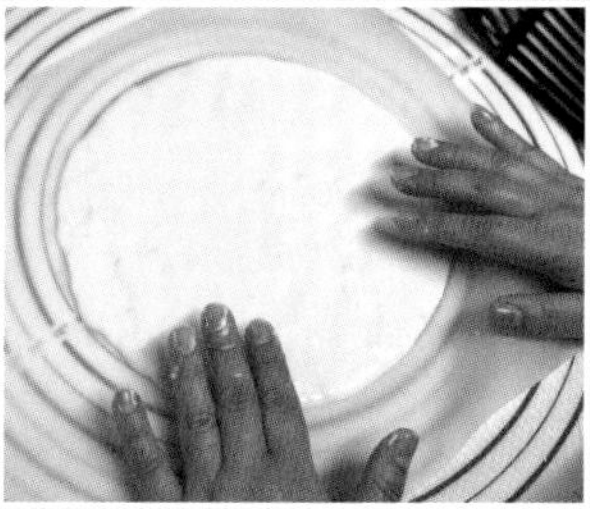

チーズを使わない、ナポリ漁師の伝統的なピザ

# グルテンフリーピザマリナーラ

**材料**（作りやすい分量）

A
- 米粉……110g
- 片栗粉……10g
- ココナッツシュガー……6g
- 天然塩……3g
- ドライイースト……2g

B
- 水……75g
- オリーブオイル……10g

**<マリナーラトッピング>**
自家製トマトソース……適量
アンチョビ……5〜6本
にんにく（スライス）……1片分
ブラックオリーブ（輪切り）……6個分
オレガノ・フレッシュバジル
……各適量

＊エビ・イカ・あさりなどの魚介類
（お好みで）各適量

**作り方**

1 **米粉の生地作り：**ボウルにAを入れよく混ぜてからBを加える。ゴムベラでよく混ぜて、その後手で5分間程度滑らかになるまでこねる。
2 生地をボウルに入れラップをして40℃で20分発酵させる。
3 手にオリーブオイルをつけオーブンペーパーの上で丸く20〜25cmに伸ばし220℃に予熱したオーブンで5分下焼きをする。
4 **仕上げ：**下焼きした生地にトマトソースを塗り、トッピング具材を並べ240℃に予熱したオーブンで8分焼く。焼き上がってからお好みでフレッシュバジル・オノガノ・オリーブオイルをかけて食べる。

サイリウムでおいしく便秘解消!　わらび餅に近い食感

# 季節のフルーツサラダとサイリウムゼリー

**材料**（作りやすい分量）

お好みのフルーツ
（いちご・柿・ポンカン・りんご・洋梨・バナナ・フランボワーズ・ブラックベリーなど）…… 各適量
レモン汁 …… 大さじ2
サイリウム …… 4g
ブルーベリー …… 20g
水（水とブルーベリーを合わせて150ccになるように）…… 適量
はちみつ …… 5g
シナモン（お好みで）…… 2g
お好みのナッツ
（ヘンプシードナッツ、くるみなど）
…… 各適量
イタリアンパセリ（お好みで）…… 適量

**作り方**

1 ブルーベリーはミキサーにかけ、水を加える。
2 鍋にサイリウムと1とはちみつを入れ泡立て器でよく混ぜる。
3 鍋を火にかけて、木ベラで混ぜながら焦がさないように火を通す。粘りが出たら火を止め、器に入れ冷やしておく。
4 フルーツは一口大にカットして、レモン汁をまぶして器に盛り付ける。
5 固まったサイリウムゼリーをカットして盛り付ける。ナッツを散らし、お好みでシナモンをかけて、イタリアンパセリをのせる。

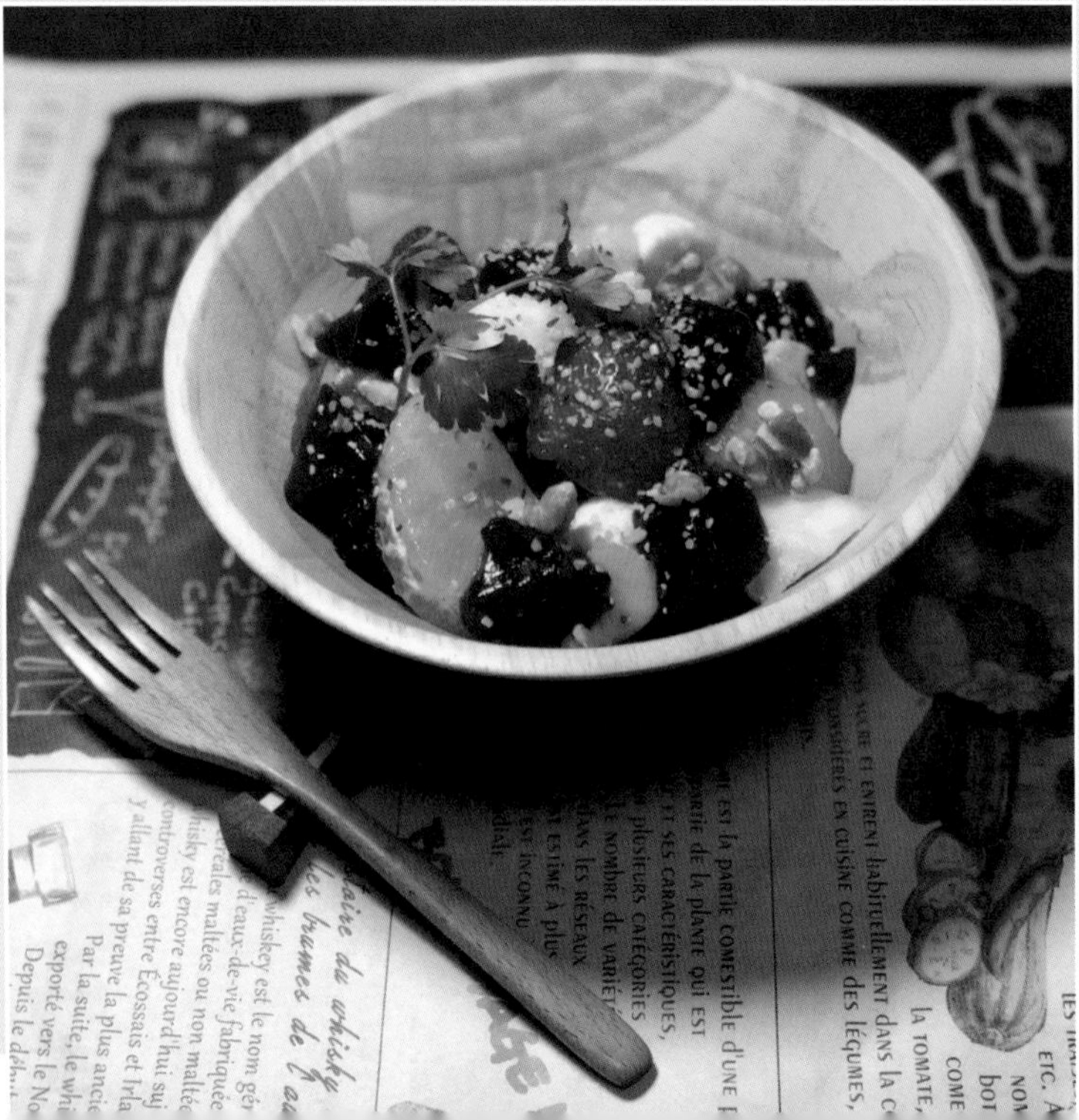

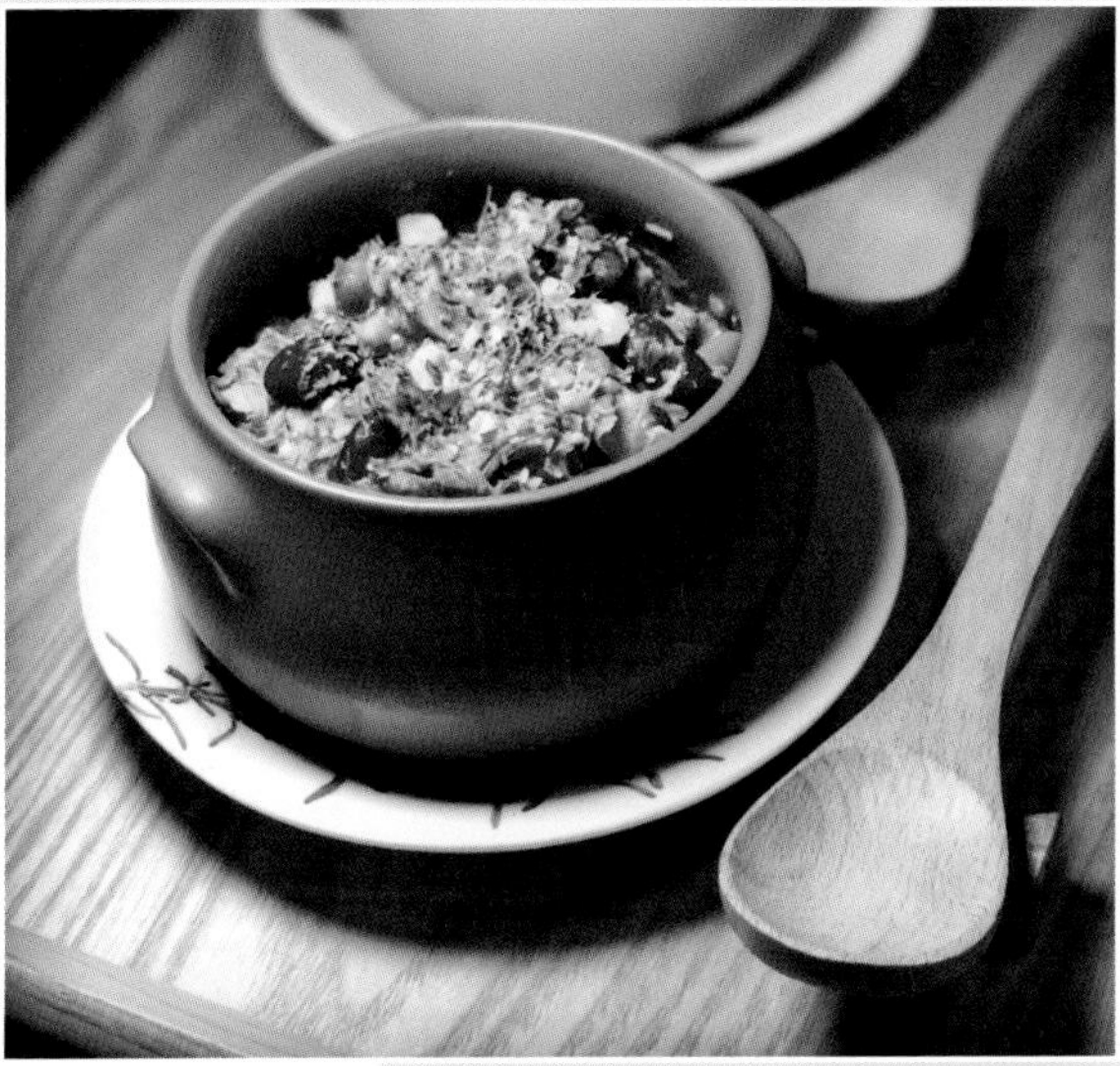

ボーンブロスのコラーゲンと、豆の食物繊維がたっぷり

# 鶏と豆の体に優しい煮込み

**材 料**（4人分）

玉ねぎ（みじん切り）…… 1個分
にんにく（叩き潰す）…… 2片分

A
- ほぐした鶏肉（ボーンブロススープで残った鶏ガラでも）…… 300g前後
- 白ワイン …… 50cc
- ゆでた豆（1～数種類）…… 300g
- くるみ …… 100g
- 鶏ガラスープ …… 500cc
- 豆のゆで汁 …… 500cc

ココナッツオイル（無添加無臭）…… 大さじ2~3
塩麹（またはにんにく塩麹）…… 大さじ2~3
塩 …… ひとつまみ
こしょう …… 適量

トッピング
- くるみ（粗刻み）…… 20粒
- パセリ（みじん切り）…… 小さじ3

オリーブオイル（お好みで）…… 適量

**作り方**

1 鍋にココナッツオイル、にんにくを入れてから火をつけ、焦がさないように香りが立ってきたら塩を入れて玉ねぎを炒める。
2 1にAの材料を入れ20～30分くらい弱火で煮込む。
3 塩麹、こしょうで味を整える。お好みですりおろしにんにく（分量外）を入れても良い。
4 器に盛り付けたら、くるみ、パセリ、お好みでオリーブオイルをかける。

＊このレシピは、石黒先生のメソッド、ボーンブロスファスティング（鶏の骨で作ったボーンブロススープを使いホルモン異常による糖質依存をリセットする食事法）で残った鶏ガラを活用するアイディアとして考案。

Column

## スクール生の実践レシピ 02

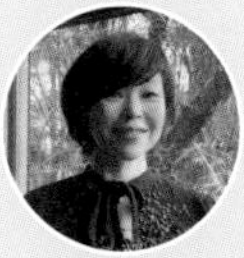

**中道佳美**さん
（大阪府在住）

PROFILE

ハーバルセラピスト。LISTA CULINARY SCHOOL料理研究家養成コース修了。石黒理論に沿って小麦粉、乳製品、砂糖を使用しなくてもおいしくいただける料理を研究している。花歴 35 年。季節の花アレンジメント、ハーブの家庭療法、身体にやさしい料理を学ぶサロンを主宰。Instagram @ mairinlumiere_sakurato

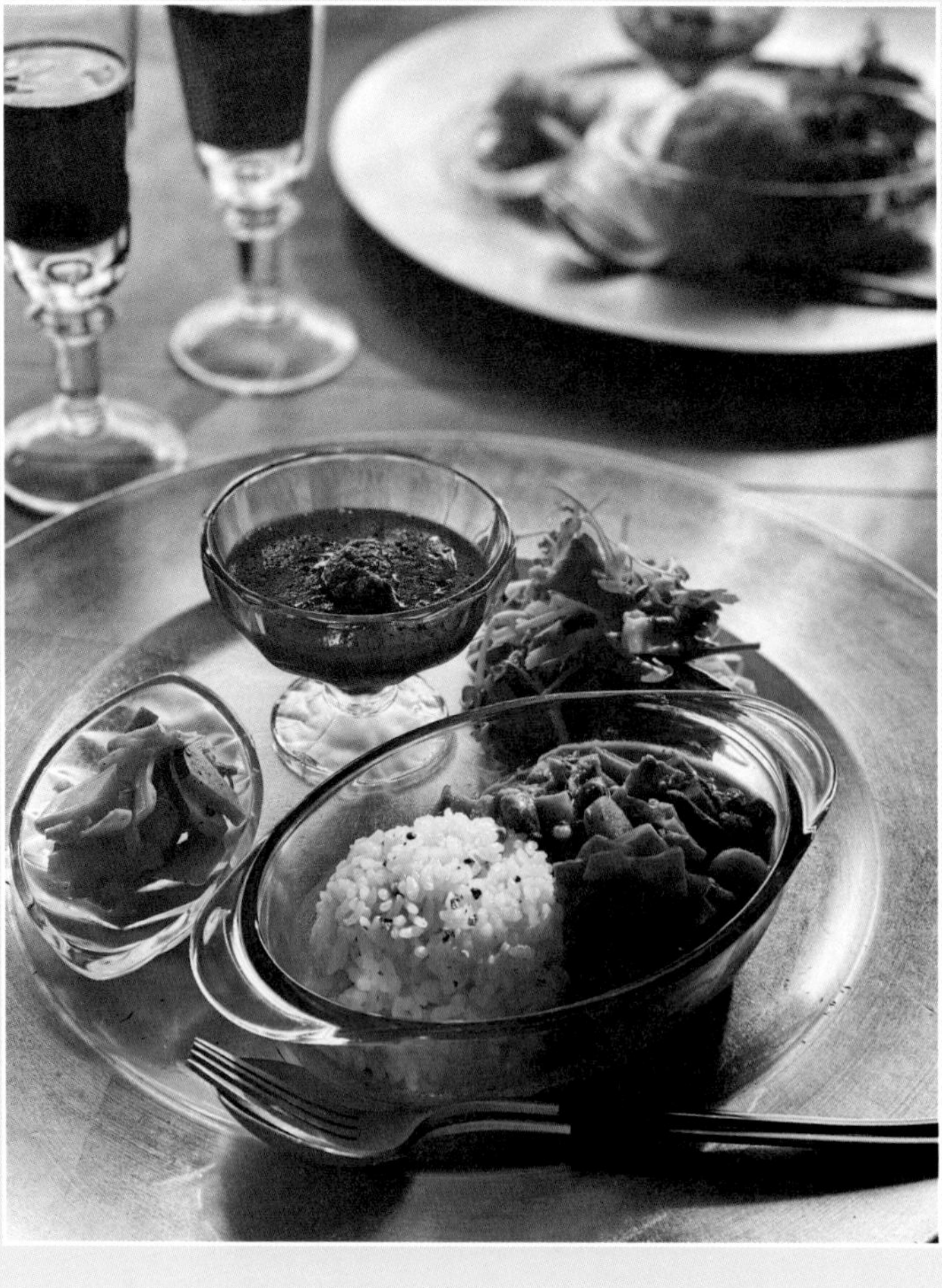

食物繊維たっぷり。お肉なしでもこんにゃくと味噌で奥深い味

# クミン香る味噌入り根菜カレー

**材料**（3〜4人分）

クミンシード …… 大さじ2
ココナッツオイル …… 大さじ5
にんにく …… 3片
しょうが …… 3cm
玉ねぎ …… 1個
ミックスビーンズ …… 200g
豆乳 …… 300cc（水でも良い）
オクラ …… 4〜5本

A
カレー粉（スパイスのみの物） …… 大さじ3
はちみつ（好みで） …… 大さじ 2〜3
水 …… 100cc
味噌 …… 大さじ3

B
れんこん …… 7cm
ごぼう …… 1本
にんじん …… 1/2本
こんにゃく …… 1/2枚

C
醤油 …… 大さじ1
トマトソース …… 大さじ1
塩・こしょう …… 各適量

**作り方**

1 にんにく、しょうが、玉ねぎはみじん切りにしておく。
2 れんこん、にんじん、こんにゃくは1cmの角切り、ごぼうは5mmの輪切りにし、にんじんを除いて下ゆでしておく。
3 フライパンに大さじ3のココナッツオイルを熱し、弱火にしてクミンを入れ、少しゆすりながらオイルに香りをうつす。
4 しょうがとにんにくも加えてさらに香りを立て、玉ねぎを入れて焦げないように色が付くまで根気よく炒める（20〜30分）。
5 玉ねぎが透き通って飴色になったらAを加え調える。
6 鍋に残りのココナッツオイルを入れて2の根菜を5分ほど炒め、5とミックスビーンズ、豆乳（もしくは水）を加えてCで仕上げる。
7 食す直前に1cmにスライスしたオクラを加える。

※ターメリックペッパーライスは、お米2合にターメリック小さじ1/4、粗挽き黒こしょう1/4、グラスフェッドバター5gを入れて普通の水加減で炊く。

乳製品を使わないのにふんわり。ビーツの色を楽しむ一品

# ビーツのムース

**材料**（3〜4人分）

ビーツ（ゆでて皮をむいた状態） …… 150g
ワイン（白または赤） …… 50cc
水 …… 50cc
粉ゼラチン …… 5〜10g
ジェノベーゼソース（P136） …… 適量

**作り方**

1 ビーツをブレンダーにかけてなめらかにする。
2 鍋にワインと水をあわせたものを入れ、粉ゼラチンを加えて溶けるまで一煮たちさせる。
3 1に2を加えてムース状になるまでさらにブレンダーにかけ、器に入れて冷蔵庫で冷やす。
4 固まったら食す直前にジェノベーゼソースをのせる。

アブラナ科の野菜とにんにく、オリーブオイルが生で摂れる

# 変わりジェノベーゼ4種

**材 料**（完成80g、Dのみ100g）

**A 小松菜とターメリック**

バジル …… カップ1/2
小松菜（青い部分）…… カップ2/3
パセリ …… 大さじ1
松の実 …… 大さじ2
にんにく（1×3㎝）…… 1片
オリーブオイル …… 100cc
ターメリック …… 小さじ1/2
岩塩 …… 小さじ1/4

**B ケールと青ねぎの和風**

バジル …… カップ2/3
ケール …… カップ1/2
青ねぎ …… 大さじ2
松の実 …… 大さじ2
にんにく（1×3㎝）…… 1片
オリーブオイル …… 100cc
たまり醤油 …… 小さじ2

**C クレソンとナッツ**

バジル …… カップ2/3
クレソン …… カップ1/2
アーモンド …… 大さじ1
くるみ …… 大さじ1
松の実 …… 大さじ1
にんにく（1×3㎝）…… 1片
オリーブオイル …… 100cc
岩塩 …… 小さじ1/4

**D ブロッコリーとキヌア**

バジル …… カップ 2/3
ブロッコリー（青い部分）…… カップ1/2
松の実 …… 大さじ2
にんにく（1×3㎝）…… 1片
オリーブオイル …… 100cc
キヌア（蒸したもの）…… 大さじ3
岩塩 …… 小さじ1/4

**作り方**

ブレンダーに松の実（ナッツ類）とにんにくを入れ粉砕する。バジル、アブラナ科の野菜（小松菜、クレソン、ケール、ブロッコリーなど）、オリーブオイル、その他の調味料を加えて好みの状態までブレンダーにかけ味を調える。Dのキヌアはできあがってから混ぜる。

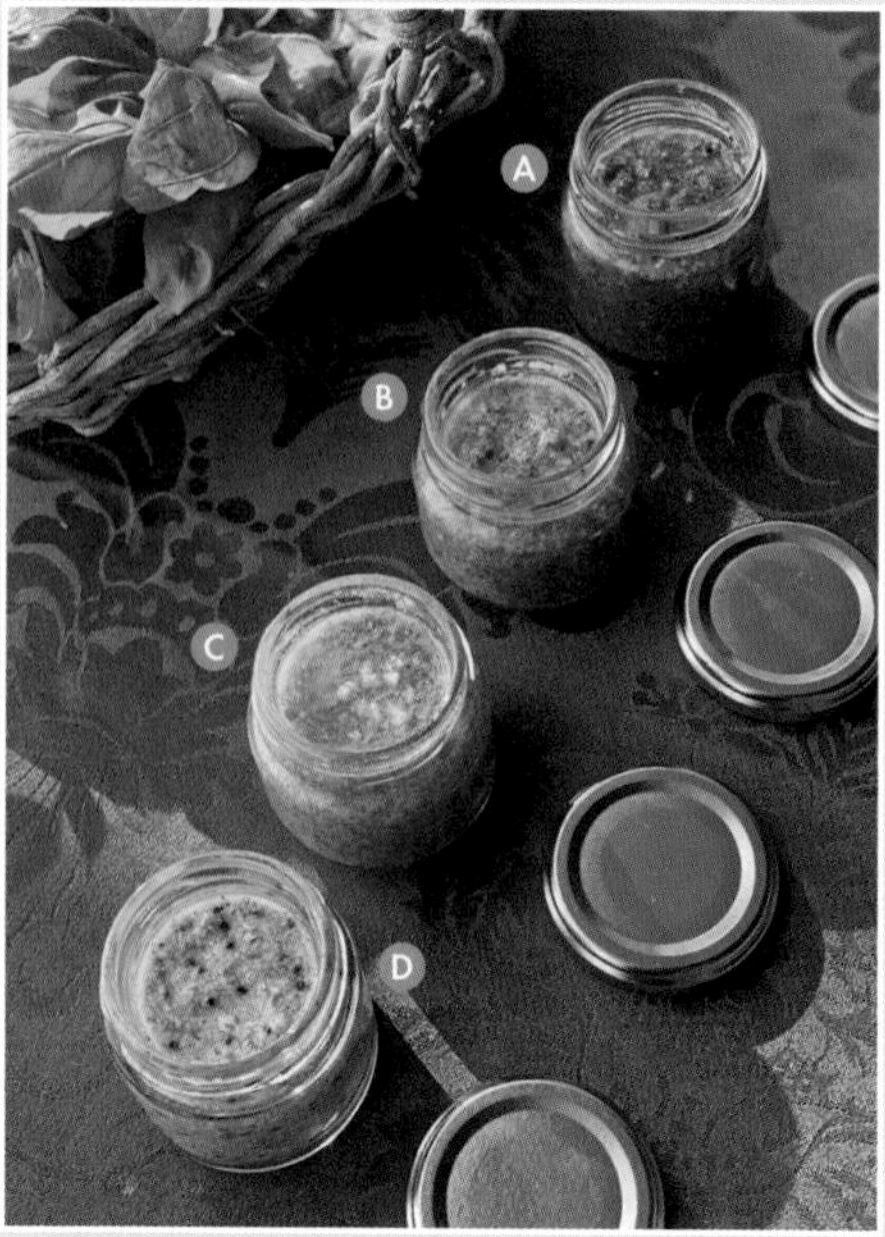

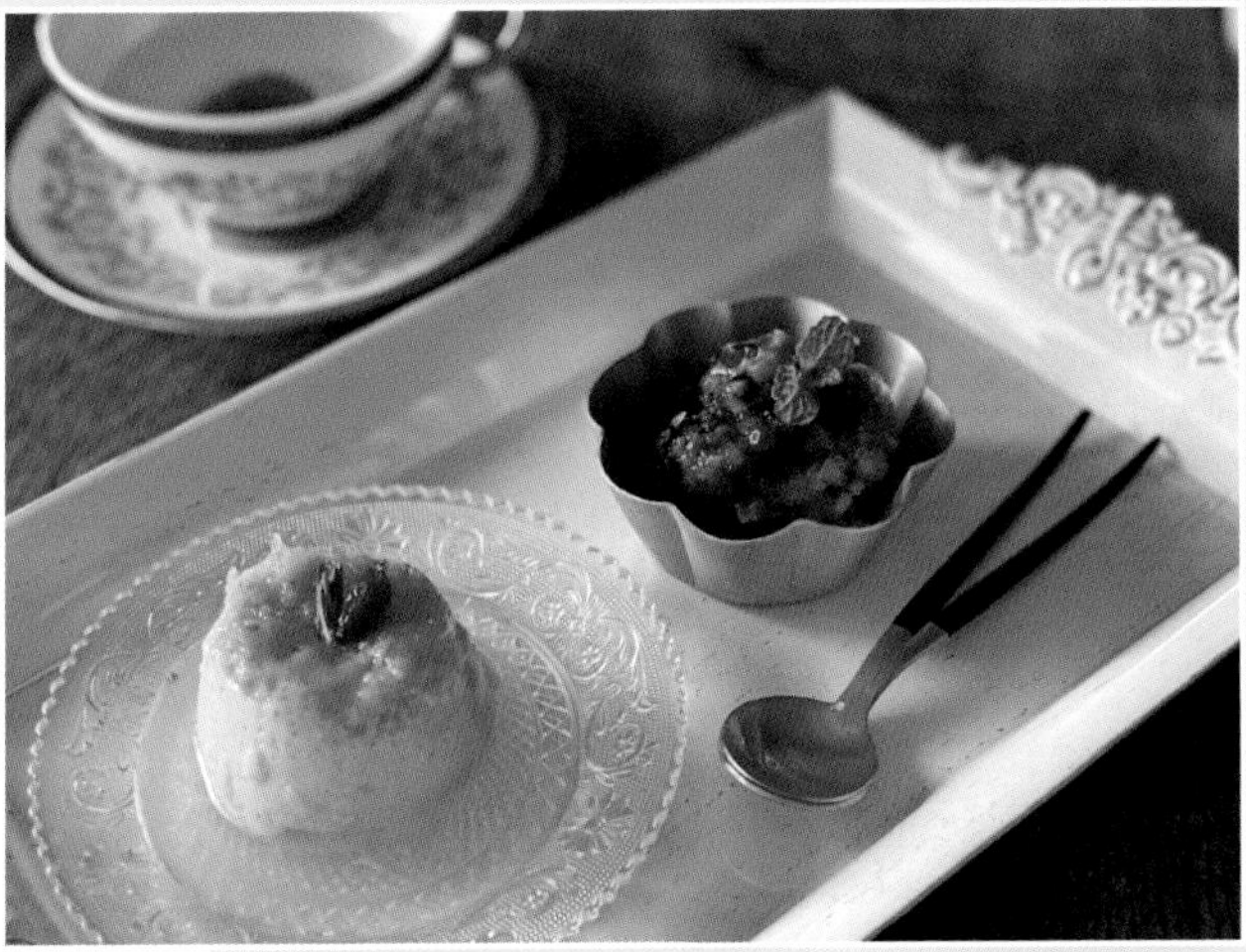

冷菓子もしょうがを加え冷えを防いで

# ベリーと甘酒のジンジャーシャーベット

**材料**(3〜4人分)

甘酒 …… 200cc
好きなベリー …… 適量(小さめのもの)
しょうがの絞り汁 …… 小さじ1
ピンクペッパー …… 10粒

**作り方**

1 すべてを混ぜてバットに流し入れ冷凍庫で凍らせる。
2 途中で何度かかき混ぜ、食す少し前に取り出しさらにかきまぜて器によそう。

優しい甘さで温でも冷でもおいしい

# アーモンドミルクのジンジャープリン

**材料**(3〜4個分)

卵 …… 2個
アーモンドミルク …… 1カップ
Ⓐ しょうが(絞った後のすりおろし) …… 大さじ1
　水 …… 大さじ3
　はちみつ …… 大さじ1
Ⓑ しょうが(絞り汁／1人分) …… 小さじ1
　はちみつ(1人分) …… 小さじ1/2
クコの実・ローズマリー(飾り用) …… 各適量

**作り方**

1 アーモンドミルクと卵をあわせて卵液を作り、漉してなめらかにしておく。
2 Aを小鍋に入れ、水分がなくなるまで煮て、しょうがのはちみつ煮を作る。
3 各容器の底にB、2を箸でひとつまみ入れて、その上から卵液を流し込む。
4 蒸し器に並べて強火で1分、フタと鍋の間に箸を1本はさんで蒸気を抜きながら弱火で20分蒸す。
5 表面が固くなればできあがり。器に取り出し、2、クコの実、ローズマリーを飾る。

# おわりに

**体にはがんを防ぐメカニズムが備わっています。**細胞分裂していく回数には限界があり、およそ50回分裂すると、その細胞の分裂は停止します。分裂を停止した細胞は、自殺するメカニズムが働き免疫細胞に処理されます。しかし人は老化すると、このメカニズムが働かない細胞（老化細胞）が溜まり、人が老化していく要因になると考えられています。この老化細胞は、損傷を受けたDNAがこれ以上分裂していかないように、「がん細胞になりうる細胞の細胞分裂を停止させてがん化を防ぐメカニズム」として働きます。しかし一方で、老化促進物質を撒き散らすため、周囲の細胞もどんどん炎症を起こし、ゾンビのように増えます。**老化細胞は量が少ないうちは、がん化を抑えるように働きますが、その量が過剰に増えると周囲に慢性炎症を起こし、免疫機能の低下と相まって、がん化を促進するように働きます。**がんが年齢を重ねて増加するのは、老化細胞の蓄積が一つの要因だと考えられます。

**がんを予防するためには、体の老化細胞を極力増やさないようにすることです。**時代は変わり現代では老化を防ぐ薬（セノリティクス）も開発されています。がんを防ぐためには老化予防薬が有用かもしれないと思うかもしれませんが、そうとも言い切れません。例えば2型糖尿病の治療に広く使われているメトホルミンという薬は、老化細胞が周囲へ老化物質を放出することを妨げます。その結果老化の進行が止まることが観察されています（Clin Exp Pharmacol Physiol. 2019）。同じく移植後などに必要な免疫抑制剤の1つであるラパマイシンは細胞の増殖をコントロールするmTOR酵素を阻害する物質で老化細胞の増加を抑えます（Nat Cell Biol.2015）。しかしメトホルミン、ラパマイシンは筋肉の合成を阻害する作用があり、長期的には筋肉がなくなっていくサルコペニアを助長することが懸念されます（J Gerontol A Biol Sci Med Sci.2020）。人生のどの時期に、どの薬を服用することが最もその薬のメリットを享受できるのかについては、10年以上の経過を見る必要があります。現時点で確認されている抗老化薬には、本書でも紹介したウコン（ターメリック）の成分であるクルクミンの他、玉ねぎやブロッコリー、りんごなどに含まれるケルセチンなどもあり、**抗酸化・抗炎症効果のある成分を含む食材が安全で確実な老化予防薬**です（Annu Rev Pharmacol Toxicol.2021）。夢のような薬の出現を待つことなく、現実的ながん予防の対応を開始してほしいと思います。

**本当にがんの予防に役立つ行動は、実際に健康で長生きしている人たちを真似ること**

だと思います。本書でも紹介したブルーゾーンと呼ばれる長寿地域である沖縄の高齢者が行ってきたライフスタイルの1つは、自分の畑でとれる食品を毎日摂取することでした。よもぎを入れたちょっと苦みのあるごはん、ウコンで風味がついた味噌汁、おかずは大根、ゴーヤ、にんにく、玉ねぎ、トマトを少しだけといった質素な食事です。魚や豆腐もたまに口にする程度で、祝いの時だけ豚肉を食べるというように、たんぱく質や脂質をしっかり取りましょうという現代の栄養学とはまったく異なる食生活です。**むしろしっかりと守られているのは、何を食べるかではなく、いかに食べないかです。加工食品を食べないこと、普段食べているものだけを食べて、人から体に良いとすすめられる知らないものは食べないこと、そして腹一杯食べないことです。**沖縄の高齢者はがんの発生も少ないことから考えると、実はがんを予防する食生活はとてもシンプルなのだと思います。

僕は現在1か月の半分以上を宮古島で診療しながら、宮古薬草の研究を始めました。宮古島では島でとれた新鮮な野菜が安価で売られています。太陽の恵みのために葉物の緑が濃く、よもぎや春菊の茎が太く驚きます。モリンガ、長命草、パルダマ、ウコン、アロエベラなど、本州では手に入らないようなものも売られていますが、このような食材を購入しているのは主に観光客です。島の高齢者は畑に出て、真っ黒になりながらビタミンD

を産生しつつ、1日中動き回り痩せていますが、中年以下の人たちは肥満気味で、コンビニも外食店も多いため都会の人たちと生活はさほど変わりなく、目の前に健康的な食材があふれているのに非常にもったいないなと思っています。

**現代では加工した食品が日常生活で当たり前すぎて、改めて「加工食品ががん予防にマイナスであることを理解してもらわなくてはならない」と思い本書を執筆しました。**

本書を読んだあなたは「こんなに食べてはいけないものだらけなら食事なんかできないよ」と思うかもしれません。実際、本書の「食べていけないもの」を100％守っていたら現代では生きていけません。また加工食品などが出現する前からがんは存在していたことから、食事を完璧に守ったとしても100％がんを予防することはできません。**がんになる確率を最大限に下げるために、80％気をつけるというマインドが現実的な対応だと思います。**もちろん、食事以外にも運動習慣、睡眠習慣、そしてストレス対応も同じぐらいがんの発生に影響を与える因子です。沖縄の高齢者は、1日中体を動かし、早寝早起きをして、いくつになっても近所同士で毎日集まり、孤独を感じずに生きている意味を確認し合います。人間関係が希薄になっている現代では人との交流も意識的に作っていかなくてはいけない状況です。

本書で料理のレシピを紹介してもらった齋藤真由美さんは現在オンラインで料理教室を主宰しています。料理のレシピなどは本やインターネットでいくらでも手に入りますが、オンラインの料理教室に、なぜみなさんがわざわざ参加するのかというと、健康的な食事をしたいという共通の考えをもったコミュニティに入って楽しみたいということだと思います。レシピを紹介いただいた大田佳織さん、中道佳美さんも、齋藤真由美さんと同じく僕のオンライン健康スクールコミュニティの生徒さんです。**日本人の健康を保つためにこのようなオンラインの健康コミュニティを大きくしていくことが日本人のがんを予防していくことにつながっていくと信じて日々活動しています。**

最後に本書執筆は、夫が1か月の半分以上を宮古島で生活しているため2人の子どもの世話を1人でやってくれている妻の賀子さん、毎日明るく将来の医師としての夢の話などを話してくれる長男の達也、僕のYouTubeのチェックを欠かさない、声代わりが始まった次男の陽路に支えられて完成しました。改めて家族に感謝します。

2023年2月　冬でも海に入れる宮古島でのシュノーケリングのあとに　石黒 成治

著者

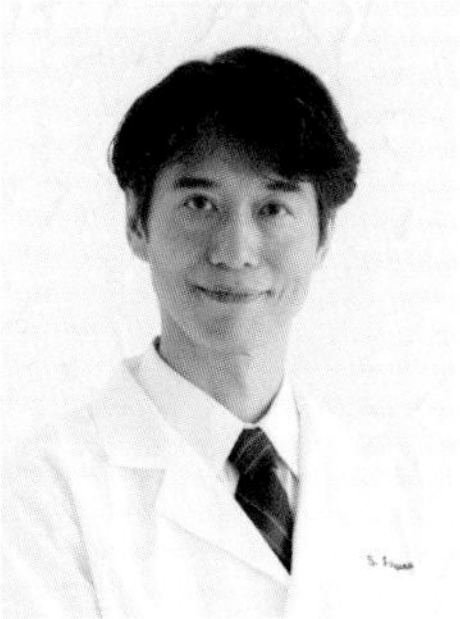

## 石黒成治

消化器外科医／ヘルスコーチ
1973年、名古屋生まれ。1997年、名古屋大学医学部卒。国立がん研究センター中央病院で大腸がん外科治療のトレーニングを受ける。その後、名古屋大学医学部附属病院、愛知県がんセンター中央病院（当時)、愛知医科大学病院に勤務し、20年以上消化器外科手術を行ってきた。現在は予防医療を行う健康スクールを主宰しヘルスコーチとして活動中。YouTubeチャンネル「Dr Ishiguroの健康スクール」は登録者25万人超。さまざまなSNSでの情報発信や、講演、執筆などを行っている。著書に『食べても太らず、免疫力がつく食事法』『医師がすすめる少食ライフ』（ともにクロスメディア・パブリッシング）『医師がすすめる 太らず病気にならない 毎日ルーティン』『筋肉が がんを防ぐ。専門医式1日2分の「貯筋習慣」』（ともにKADOKAWA)、翻訳書に『細胞が生き返る奇跡の「脂」食革命: 体の“代謝システム”を変える食事法 』（三笠書房）がある。

**Dr IshiguroのYouTubeチャンネル**
**https://www.youtube.com/c/guroguro114**

レシピ協力（P94～129）

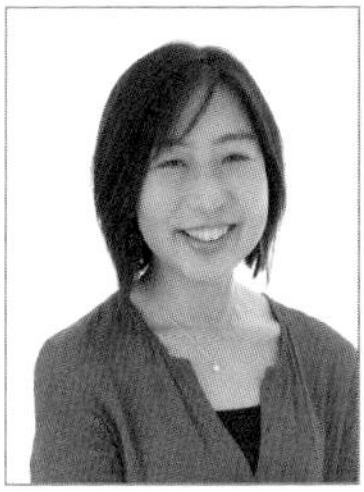

## 齋藤真由美

腸活エイジングコンサルタント／
栄養士・調理師・美容栄養学専門士
石黒医師の健康スクールで学び、メソッドの実践により自身の健康が大きく変わった経験から、腸活エイジングコンサルタントとしての活動を開始。現在は、オンラインで腸内環境改善のための食事・健康習慣の指導を年間1000名以上に行っている。千葉と宮古島の二拠点生活中。Instagram:mayuta512



### スタッフ

| | |
|---|---|
| デザイン | 河南祐介（FANTAGRAPH） |
| 撮影 | 佐藤朗（フェリカスピコ） |
| スタイリング | 小坂桂 |
| 調理協力（P94～129） | 三好弥生 |
| 校正 | 麦秋アートセンター |
| 企画編集 | 鈴木聡子 |

専門医《せんもんい》が教《おし》える
# がんにならない食事法《しょくじほう》

2023年4月26日　初版発行
2024年9月 5 日　4 版発行

著者　石黒《いしぐろ》 成治《せいじ》

発行者　山下 直久
発行／株式会社 KADOKAWA
〒102-8177　東京都千代田区富士見2-13-3
電話 0570-002-301（ナビダイヤル）

印刷所　TOPPANクロレ株式会社



●お問い合わせ
https://www.kadokawa.co.jp/（「お問い合わせ」へお進みください）。
※内容によっては、お答えできない場合があります。
※サポートは日本国内のみとさせていただきます。
※Japanese text only

定価はカバーに表示してあります。

ISBN 978-4-04-606275-8 C0030